LE

BRAS ARTIFICIEL

DU TRAVAILLEUR

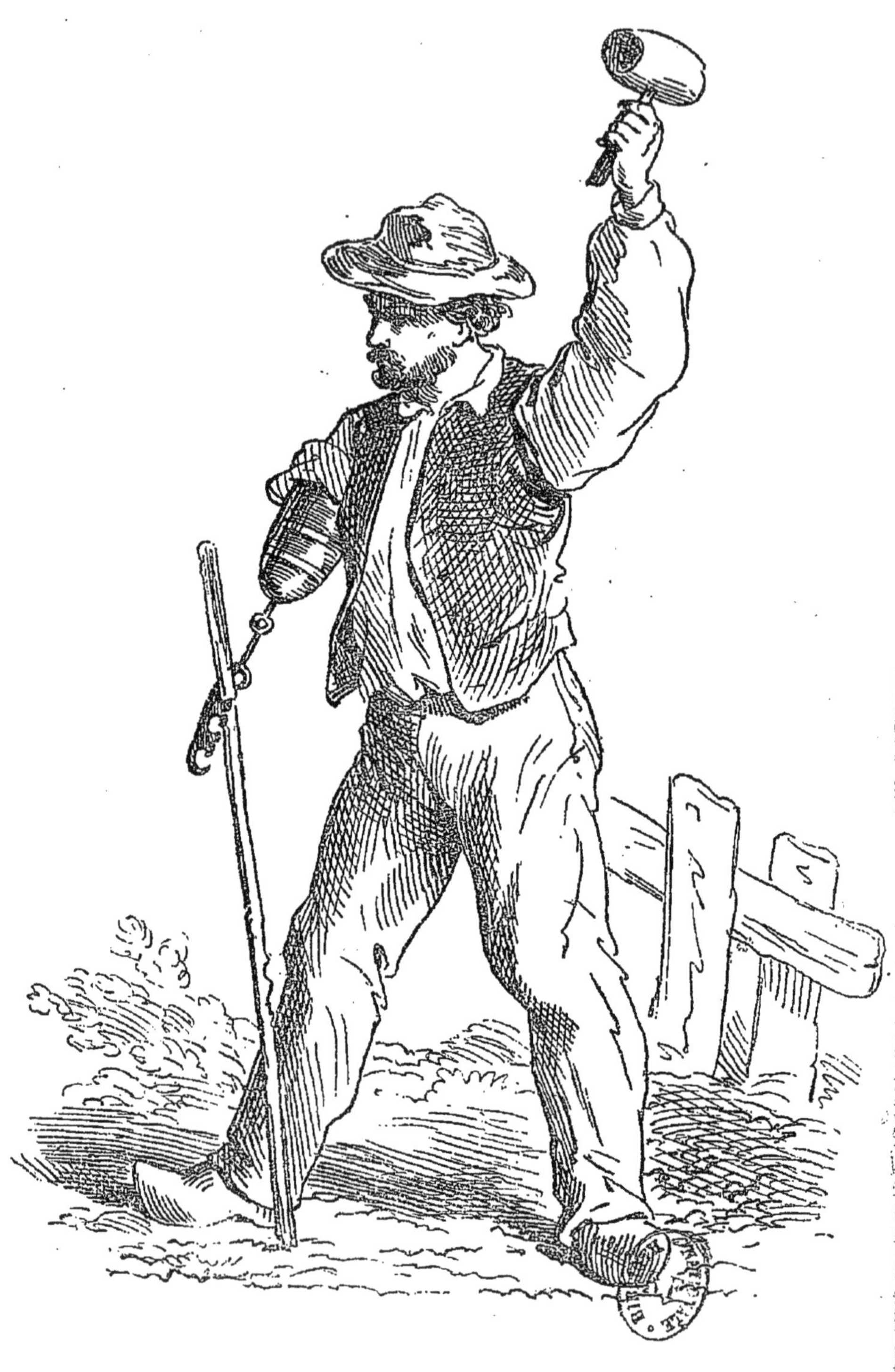

LE BRAS ARTIFICIEL

DU TRAVAILLEUR

OU

NOUVEAU MOYEN PRATIQUE ET ÉCONOMIQUE DE
REMÉDIER A L'ABLATION DU MEMBRE SUPÉRIEUR
CHEZ LES AGRICULTEURS, TERRASSIERS
ET MANOUVRIERS.

Par A. GRIPOUILLEAU,
Médecin à Montlouis.

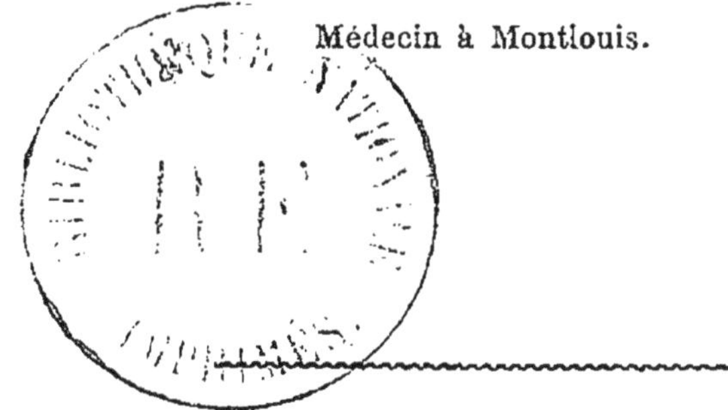

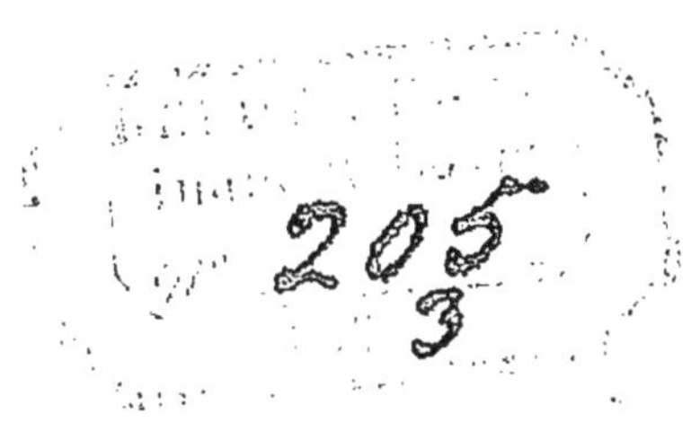

PARIS
LIBRAIRIE DE J. B. BAILLIÈRE ET FILS
Rue Hautefeuille, 19.

1873

DÉDICACE.

Grâce aux sentiments de bienfaisance et de charité qui se développent chaque jour dans notr Société, l'indigent, s'il le veut, n'est plus en pein du pain dont il a besoin pour vivre, lui et s famille. Partout la misère trouve un soulageme et l'infortune une consolation.

Cependant, il est des malheureux, victimes d'u fâcheux accident ou d'une glorieuse mutilatio il est de pauvres ouvriers, privés du bras q assurait leur existence. Ces infortunés semblent parfois abandonnés et condamnés, pour ainsi dire, à passer leur vie dans l'oisiveté, trop souvent hélas! l'école du vice et le chemin du bagne.

C'est à ces délaissés de la société que nous nous adressons aujourd'hui; c'est à ces mutilés que nous venons offrir les fruits de nos veilles et de nos recherches. Profondément émus de leur malheur, nous venons leur rendre le travail qu'un bras perdu leur avait enlevé et avec le travail le pain dont ils étaient privés.

Puissions-nous atteindre notre but! C'est la seule récompense que nous ambitionnons.

A. GRIPOUILLEAU.

Mont-Louis-sur-Loire, 3 février.

PRÉFACE.

Dans une première édition d'un ouvrage intitulé « *Le Bras artificiel agricole* », nous nous sommes contentés de reproduire, avec la description de nos appareils de prothèse, les comptes-rendus des autorités médicales de Paris et de la province. En présentant ces appareils au public, nous avions besoin de l'appui et de l'approbation de la science. Ces secours, nous sommes heureux, presque fiers de pouvoir le dire, nous ont été largement distribués. Nous devions interroger les hommes compétents; leur réponse, nous l'avons reproduite ; chacun a pu l'apprécier (1).

Nous pensions nous en tenir là. Mais l'accueil bienveillant que nous avons reçu partout ; les félicitations dont nous avons été l'objet dans plusieurs Académies ou Colléges de médecine de France et de l'étranger ; les lettres flatteuses, dont la plupart des Souverains de l'Europe ont bien voulu nous honorer et les témoignages non moins élogieux que sympathiques de tant d'honorables confrères nous ont décidé à publier une nouvelle édition (2).

Ce sera, du reste, pour nous une précieuse occasion d'offrir à tous ceux qui ont daigné encourager par l'autorité de leur parole nos modestes travaux, les plus sincères remercîments et l'hommage de la plus profonde gratitude et aussi de rendre à tous les ouvriers agriculteurs mutilés de nos campagnes, les éminents services qu'ils pourront, nous osons l'es-

(1) Voir aux pièces justificatives.

(2) Voir aux pièces justificatives.

pérer, tirer de notre appareil prothétique de force, ou « *Bras artificiel agricole.* »

Cette dette de reconnaissance acquittée, j'expose mes idées et le dessein que je me propose.

Avant tout, j'entends faire de mon invention une œuvre purement philanthropique, une œuvre exclusivement de charité. Laissant de côté tout calcul d'intérêt, toute espèce de spéculation, je n'ai en vue qu'un seul but, le soulagement de nos pauvres amputés du bras ou de l'avant-bras.

Que de plaintes, en effet, se sont élevées de tous côtés à la vue de ces mutilations souvent affreuses, exposées aux regards des passants ! La science, se demande-t-on, et surtout la science inspirée par le dévouement et la charité, ne viendra donc jamais au secours de ces malheureux ? Ne pourra-t-elle donc jamais suppléer, dans la mesure du possible, au membre dont ils sont privés ? Forcément réduits à l'oisiveté, ils s'en vont à travers nos villes et nos campagnes traînant partout leur infortune ; triste conséquence d'une vie inactive et misérable !

Plaintes très-raisonnables, sans doute, mais désormais inutiles ; car la science et le dévouement y ont fait droit : l'amputé du bras ou de l'avant-bras, l'ouvrier des champs, le cultivateur comme le terrassier, trouveront dans l'appareil sur lequel j'attire de nouveau l'attention du public, trouveront, dis-je, ce qu'un accident leur a enlevé ; avec cet appareil ils pourront à leur gré, se livrer à un travail pénible et continu, en gagnant honorablement leur vie et celle de leur famille.

Ici, je n'ai point la prétention d'émettre une idée nouvelle. Dès l'antiquité la plus reculée, dès les temps d'Athènes et de Rome, des efforts, bien que peu couronnés de succès, ont été tentés dans le but de suppléer par des moyens artificiels aux membres amputés. Tout se borna à donner au moignon un point d'appui. Longtemps après, au seizième siècle seulement, le célèbre Ambroise Paré, comprenant tout ce que les appareils prothétiques avaient d'incomplet et d'insuffisant se mit résolument à l'œuvre ; aidé de son génie, il fit faire à la prothèse des membres supérieurs un pas en avant. Muni de son appareil, l'opéré retrouvait avec satisfaction une main qui, secondée par la main valide, pouvait serrer et tenir fortement une épée ou soutenir un objet de quelque poids. C'était beaucoup, il est vrai ; ce n'était pas assez encore : l'impérieuse nécessité ne pouvait se contenter de ces premiers essais. Enfin, il y a quelques années, van Petersen, habile mécanicien Hollandais, résidant à Paris, MM. de Beaufort, Mathieu, Charrière et Bonnet, avec une ardeur qu'on ne saurait assez louer, cherchèrent la solution du problème de la prothèse appliquée aux membres supérieurs. Mettant à profit leur profonde connaissance de la mécanique, ils construisirent, après de longues et sérieuses recherches, des appareils prothétiques qui méritèrent à leur inventeur les éloges les plus flatteurs. Aussi, loin de moi la pensée d'en atténuer en quoi que ce soit la vérité. J'apprécie trop les éminents services que de semblables découvertes sont appelées à rendre à la classe ouvrière de nos campagnes pour ne pas y voir le mérite là où il se trouve. Mais comme le dit fort bien M. le docteur Broca, dans un rapport présenté à l'Académie Impériale de médecine, un bras artificiel destiné aux agriculteurs doit réunir deux choses essentielles. « *Une efficacité parfaite et une extrême bon marché.* Or, « mon *bras artificiel,* » je crois pouvoir l'affirmer, toujours avec le docteur Broca, répond parfaitement à ces deux conditions.

Sans entrer ici dans des détails d'une description minutieuse de mon appareil et des résultats incontestables qui en ont suivi l'emploi (ce sera l'objet de chapitres spéciaux), je dois cependant préciser en quelques mots son usage et ses applications.

Mon bras *artificiel agricole* n'est point un objet de luxe destiné à orner plus ou moins richement la vitrine d'un orthopédiste ou à simuler plus ou moins exactement, peut-être même jusqu'à s'y méprendre, une main, un bras ou un avant-bras soumis à l'amputation. Je n'ai jamais eu cette pensée. Je n'ai pas cherché seulement à reproduire un nombre limité de mouvements exécutés avec une certaine grâce, comme ceux de saluer une personne, de tenir à la main un cigare ou une fourchette, de porter un verre aux lèvres, etc.; d'autres l'ont fait avec autant de succès que de mérite; ce que j'ai voulu et cherché avant tout: c'est la force unie à la facilité de réaliser tous les mouvements qu'un ouvrier des champs, un terrassier exécute dans l'exercice de son rude et pénible métier. Là, il faut manier tour à tour la pelle et la pioche, le râteau et la faux, diriger la charrue, rouler la brouette, tailler la vigne, tourner la terre, la retourner, la lancer au loin ; couper, fendre, scier le bois, toute une série de travaux nécessitant de la part de l'ouvrier des mouvements multiples, variés, pour ainsi dire, à l'infini, se succédant sans cesse avec une étonnante rapidité. Permettre de reproduire ces mouvements au moyen d'un mécanisme simple, léger, sans rien enlever à la force au profit de l'aisance, tel a été mon but. Quatre années d'expériences nombreuses, continues, ont prouvé avec toute l'évidence possible que ce but, je l'ai atteint, je dirai même au delà de mes espérances.

Aussi, fort de ces résultats que je ferai connaître plus loin, je n'hésite plus à affirmer que mon « *bras artificiel agricole* » satisfait à la première condition exigée par M. le docteur Broca, *l'efficacité*. Il ne répond pas moins à la seconde, *la modicité du prix*.

Comme j'ai déjà eu l'honneur de le dire, je veux uniquement faire une œuvre utile aux *mutilés pauvres* de nos villes et de nos campagnes en leur procurant le moyen de subvenir honnêtement à leur existence ; aussi, n'ai-je rien négligé pour donner à mon appareil la plus grande simplicité et le débarrasser d'une trop grande complication dans le mécanisme. Construit d'après les indications que je ferai connaître, il est à la portée de toutes les bourses, puisque son prix ne dépasse pas la modique somme de vingt-cinq francs. Je sais bien que déjà on a mis un peu à profit l'abandon que j'ai fait de tout droit d'inventeur, je sais aussi que profitant de cette concession toute gratuite, certains fabricants se sont cru autorisés à vendre mon appareil à des prix trop élevés. Je ne ferai autre chose, si ce n'est de rappeler aux constructeurs mon intention bien formelle de laisser à 25 fr. mon bras artificiel. Un mot encore, et je termine cette préface.

Je ferai un dernier appel à la charité bienveillante de tous ceux qui, par leur position dans la société, sont le plus souvent appelés à constater et en même temps à soulager l'infortune des pauvres mutilés du bras ou de l'avant-bras. Le nombre de ces malheureux est déjà bien grand ; loin de diminuer il augmente de jour en jour, avec le développement toujours croissant et la multiplication si rapide des machines à vapeur, causes trop fréquentes de déplorables accidents.

C'est donc un devoir pour tout homme de cœur, sensible au malheur de ses semblables de venir en aide à ceux que leur infirmité fait désigner sous le nom de *Manchot.*

Ainsi, en plaçant mon *bras artificiel agricole* sous la haute protection de mes honorables confrères, des administrations de bienfaisance, de tous ceux, en un mot, que guident et inspirent un noble dévouement et une inépuisable charité, je suis assuré d'obtenir le but que je me suis proposé. Ce sera pour moi, je le répète, la plus enviée des récompenses.

Chapitre Ier.

Division des Appareils prothétiques du Membre supérieur.

Tous les appareils prothétiques connus sous le nom de *Bras artificiel*, peuvent être ramenés à deux grandes classes : les appareils de *forme* et les appareils de *force.*

Les premiers ont atteint leur but, lorsque construits d'après une habile et ingénieuse invention ils ont simulé un bras, un avant-bras ou une main disparus, et exécutés, au moyen d'un mécanisme fort compliqué, un certain nombre de mouvements. Ajoutons quelques actions où la résistance à vaincre et la force à déployer sont peu considérables et nous aurons une juste idée des services trop restreints que ces appareils prothétiques de *forme* sont appelés à rendre. Encore sont-ils réservés seulement aux privilégiés de la fortune ; car leur prix fort élevé en fait un objet de luxe et les interdit à tout jamais à l'artisan.

Les seconds, au contraire, si justement nommés appareils de *force*, ne donnant rien à l'illusion de la vue et à la grâce de la forme, sont faits exclusivement dans un but d'utilité pratique. Ils n'ont pas, il est vrai, comme les premiers, une main munie de doigts, que des ressorts rendent agiles, mais ils possèdent une douille qui joue le rôle de serres énergiques ; ils ne tiennent pas avec délicatesse une plume ou une canne, mais ils sont un point d'appui de grande résistance. Avec ces appareils on ne peut, sans doute, porter la main à son chapeau, mais on peut creuser profondément la terre et la bouleverser en tous sens.

Un instrument de travail, surtout de travail pénible, voilà ce que doit être avant tout un *appareil prothétique de force* pour les membres supérieurs. S'il en est autrement, il retombe dans la première catégorie et son but est manqué.

Mon « *bras artificiel* » appartient à la seconde : *appareil de force*, et par conséquent, *de travail*, je le destine aux ouvriers et de préférence aux agriculteurs.

Chapitre II.

Un Mot sur les Amputations du Bras.

En général, lorsqu'un malheureux manchot vient réclamer les secours de la prothèse, il a eu à subir deux sortes d'opérations : *l'amputation proprement dite*, et la *simple désarticulation*.

Dans l'une, la partie charnue comme la partie osseuse, rien n'a été épargné par l'instrument du chirurgien ; dans l'autre, au contraire, la partie osseuse reste intacte, les ligaments reliant un membre ou une portion de membre à l'autre sont seuls séparés et enlevés. Mais dans l'amputation aussi bien que dans la simple désarticulation, la mutilation affecte tel ou tel point du membre opéré, à une distance variable ou de l'épaule ou du bras. De là résulte une longueur de moignon plus ou moins sensible, dont le chirurgien doit tenir compte pour appliquer avantageusement mon appareil.

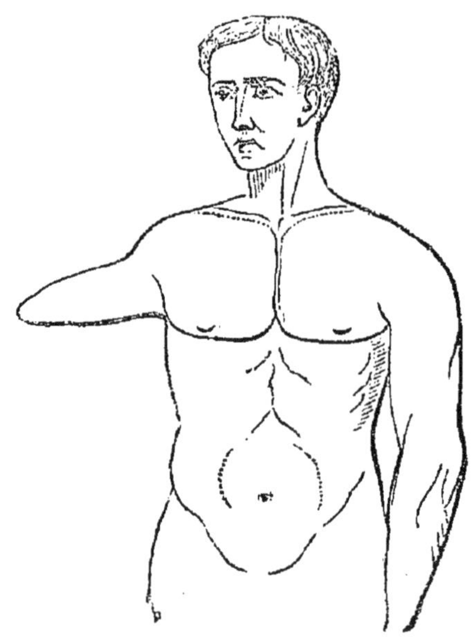

Toutes choses égales d'ailleurs il est facile de comprendre que plus l'amputation sera pratiquée loin d'une articulation, plus évidemment le moignon sera long, plus le levier osseux et le tissu musculaire conserveront de force et de puissance, et par conséquent, on sera assuré d'atteindre le but qu'on se propose. L'ablation des membres supérieurs considérée à ce point de vue peut donc se diviser ainsi : *Amputation du bras ou de l'avant-bras, désarticulation de l'épaule, du coude et du poignet.*

Pour bien saisir toute l'importance que nous attachons à cette division, c'est-à-dire aux deux premiers modes d'opération, il suffit de se rappeler le rôle que doit jouer notre appareil, les travaux pénibles dont il doit être l'instrument et les fortes pressions qu'il aura à supporter. Si, en effet, le mutilé présente un moignon trop court, (*amputation de la région deltoidienne*), si l'orthopédiste a devant lui une désarticulation de l'épaule (*Scapulo-humerale*), la prothèse se déclare presque impuissante et l'orthopédiste lui-même, ne pourra plus répondre d'un succès complet, l'appareil manquant d'un point d'appui solide et résistant. Ces observations, bien que succinctes, font voir clairement la nécessité d'employer dans ces cas regrettables un système de brassard que nous décrirons plus loin.

Chapitre III.

Description du Bras agricole, son mécanisme.

Mon bras artificiel, comme je l'ai déjà dit, est un appareil, non de forme mais de force, destiné à de rudes travaux ; il est construit de manière à servir de soutien et venir en aide au bras valide ; comme ce dernier, il doit jouir du même développement et de la même liberté d'action. Simple, solide et léger, il est exempt de toute complication mécanique ; la construction en est facile, la réparation peu coûteuse ; il peut être confectionné dans le plus modeste village possédant un bourrelier ou un maréchal sachant manier la lime, faire une brasure et taroder un pas de vis. Pour bien en faire saisir le jeu et le mécanisme, je prendrai d'abord la *désarticulation de l'épaule*, *l'amputation du bras* et la *désarticulation du coude*, puis *l'amputation de l'avant-bras* et la *désarticulation du poignet*.

Dans les trois premiers cas, un brassard (*a*, Fig. 1), enveloppe le moignon et vient s'attacher à la partie externe de la cuisse opposée au membre amputé. Une armature de fer (*b*, Fig. 1) plus ou moins raccourcie, suivant le genre de mutilation, représente le bras proprement dit ou *l'humerus* ; une tige de même métal, *c*, tient lieu de

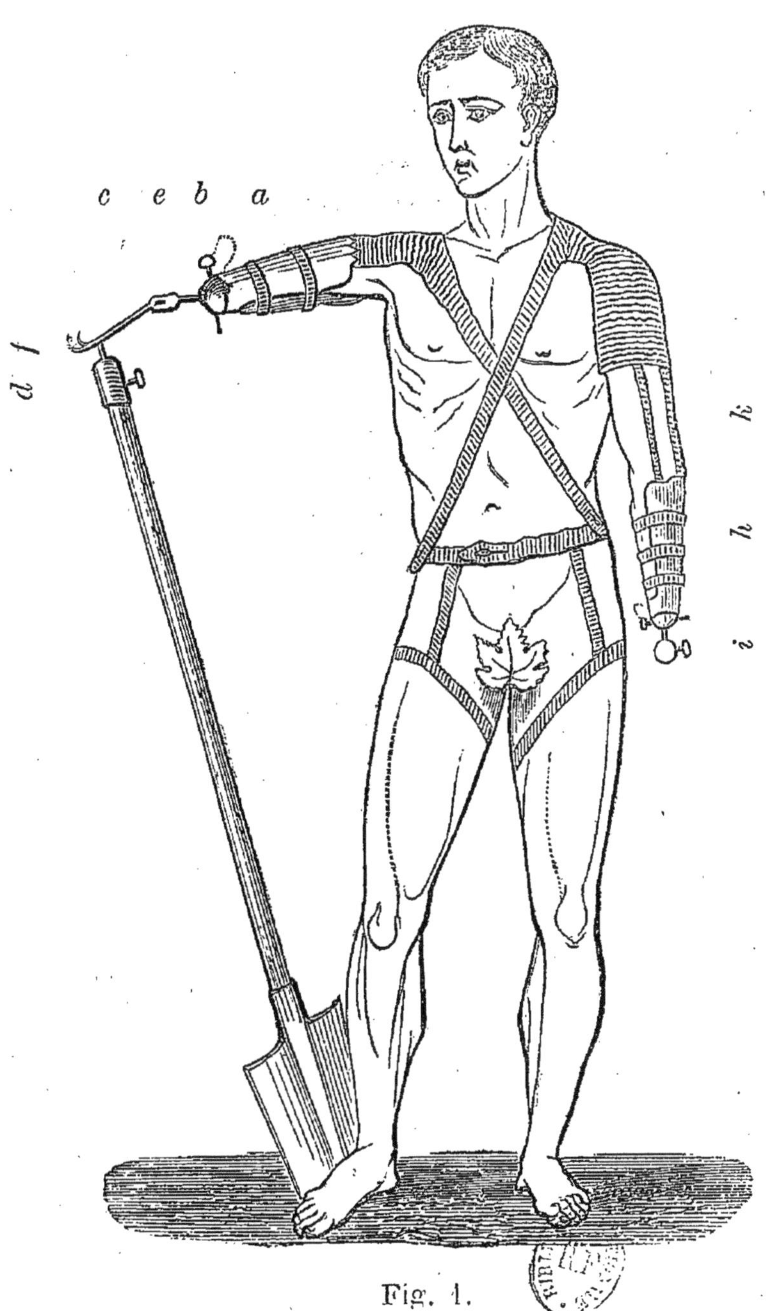

Fig. 1.

l'avant-bras ou du *cubitus*. La main est remplacée par une douille, *d*, également de fer. L'extrémité inférieure de l'armature et la partie supérieure de la tige et en s'articulant ensemble, *e*, forment *coude*, permettent les mouvements d'extension et de flexion ; de même, la tige anti-brachiale et la douille au moyen d'une articulation analogue, *f*, donnent les mouvements d'extension, de flexion et de pronation du *poignet*. Les mouvements de latéralité du bras s'obtiennent par la rotation de l'armature sur son axe. S'agit-il maintenant de donner au bras la rigidité ? Une simple cheville que l'on introduit à volonté dans la partie olécrânienne de la tige anti-brachiale formant coude, permet d'obtenir la rigidité désirée, tout en empêchant le bras de se renverser en arrière et en le fixant dans la position réclamée par la nature des travaux à exécuter.

Pour articuler et désarticuler les pièces de l'appareil, le manchot n'a besoin de personne ; il fixe lui-même le brassard sur son épaule à l'aide de bretelles, qui enlacent poitrine et s'en vont se croiser pour former sous-cuisse. Les pièces de l'appareil, du reste, sont peu nombreuses (trois), on peut les porter facilement avec soi.

Inutile de faire remarquer ici que les longueurs de différentes parties qui composent le bras artificiel sont rigoureusement subordonnées à celle du moignon et à celle du membre correspondant de l'autre côté du corps en général, elles doivent être un peu plus courte, et leur assemblage ne doit jamais dépasser l'articulation du poignet.

Dans le second cas, c'est-à-dire dans *l'amputation* de *l'avant-bras* et la *désarticulation du poignet*, les mouvements s'obtiennent et s'exécutent comme dans le cas précédent ; un brassard, (*h*, Fig 1), enveloppe la mutilation antibrachiale et vient s'attacher à l'épaule au moyen de courroies *k* ; la seule différence consiste à raccourcir plus ou moins la tige qui remplace la partie enclavée du membre; la douille alors joue le rôle de véritable poignet de fer (*i*, Fig. 1.) Ces données générales suffisent, sans doute, pour donner une idée de mon appareil prothétique ; mais pour en avoir une connaissance plus complète, je dois entrer dans des détails plus précis que des planches mises en regard du texte rendront plus clairs et plus faciles à saisir. Je suivrai dans cette description la même division que précédemment et je ne parlerai ici que de la partie fixe de mon appareil. Les pièces mobiles ou de rechanges ayant pour but de l'appliquer aux différents travaux de la campagne, feront l'objet du chapitre suivant.

Désarticulation de l'épaule, amputation du bras, désarticulation du coude.

La partie fixe se compose : 1° d'un brassard (*a*, Fg. 2.) formé d'une plaque de fer-blanc recouverte de cuir et dont l'intérieur est soigneusement garni de coussins de crin afin de ne pas blesser le membre mutilé. Ce brassard est serré par des courroies, *b b*, et rattaché au tronc du malade par une épaulette de toile ou de fort coutil, *x*, terminée d'avant en arrière par deux bretelles, *k*,

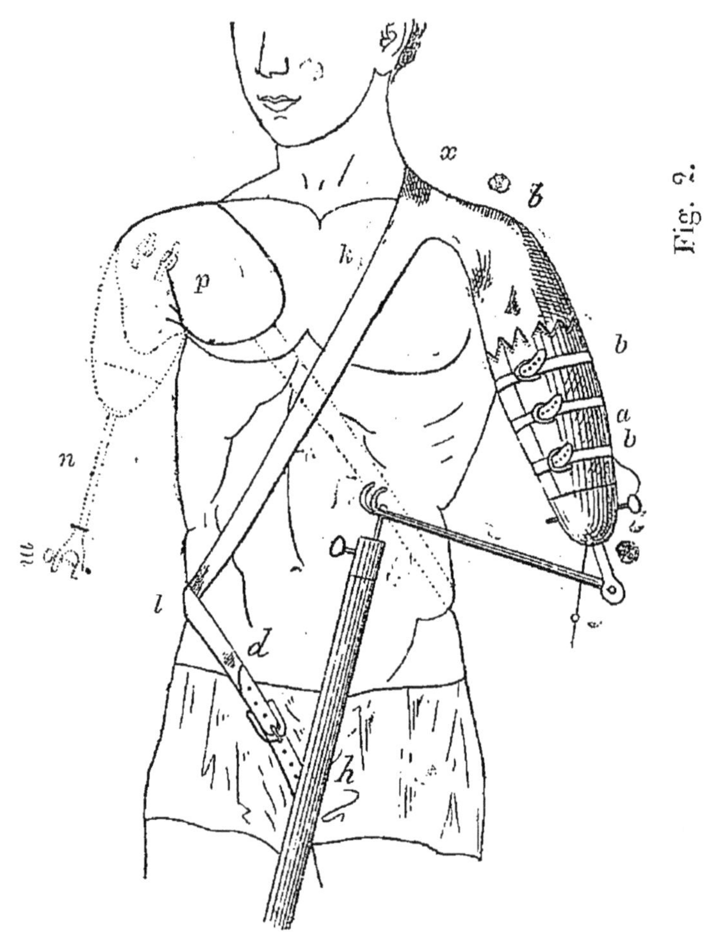

Fig. 2.

lesquelles se croisent sur la hanche du côté opposé, *l*, et viennent se boucler en avant pour former sous-cuisse,

2° d'une rondelle conique de bois de noyer (je préfère ce bois, parce qu'il fend difficilement), formant moignon, *a*, (Fig. 3).

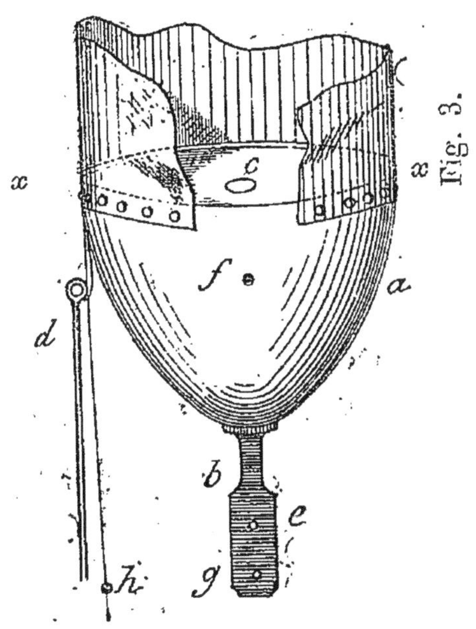

Fig. 3.

Cette pièce a 7 centimètres de hauteur sur 8 centimètres de largeur et se termine en pointe; sa partie supérieure est concave afin de recevoir le coussin sur lequel doit reposer la partie mutilée. La partie inférieure du brassard, *x x*, est clouée solidement autour de cette rondelle, deux trous creusés en sens opposé traversent cette pièce de bois, l'un perpendiculaire, *c*, est destiné à loger l'armature, *b*, que nous allons décrire tout à l'heure, l'autre horizontale, *f*, à recevoir la clavette, *d*, qui

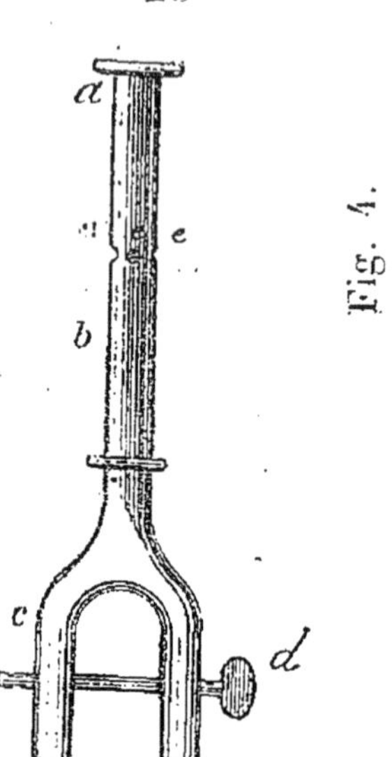

sert à l'immobiliser; 3° d'une armature de fer, *b*, (Fig. 4,) plus ou moins longue suivant les cas d'amputation, logée dans la rondelle de bois; mobile dans le sens de la rotation sur l'axe, elle est solidement rivée en *a*, à sa partie supérieure. La partie inférieure, *c*, est bifurquée et percée de deux trous, (*e g*, Fig. 3), l'un supérieur est des-

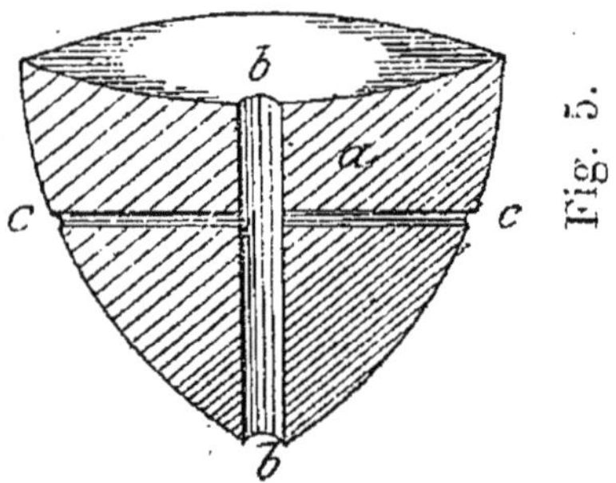

Fig. 5. Coupe transversale de la rondelle.

tiné à recevoir la vis articulaire, *d*, l'autre inférieur reçoit la clavette, *h*, à l'aide de laquelle le manchot fixe (Fig. 3)

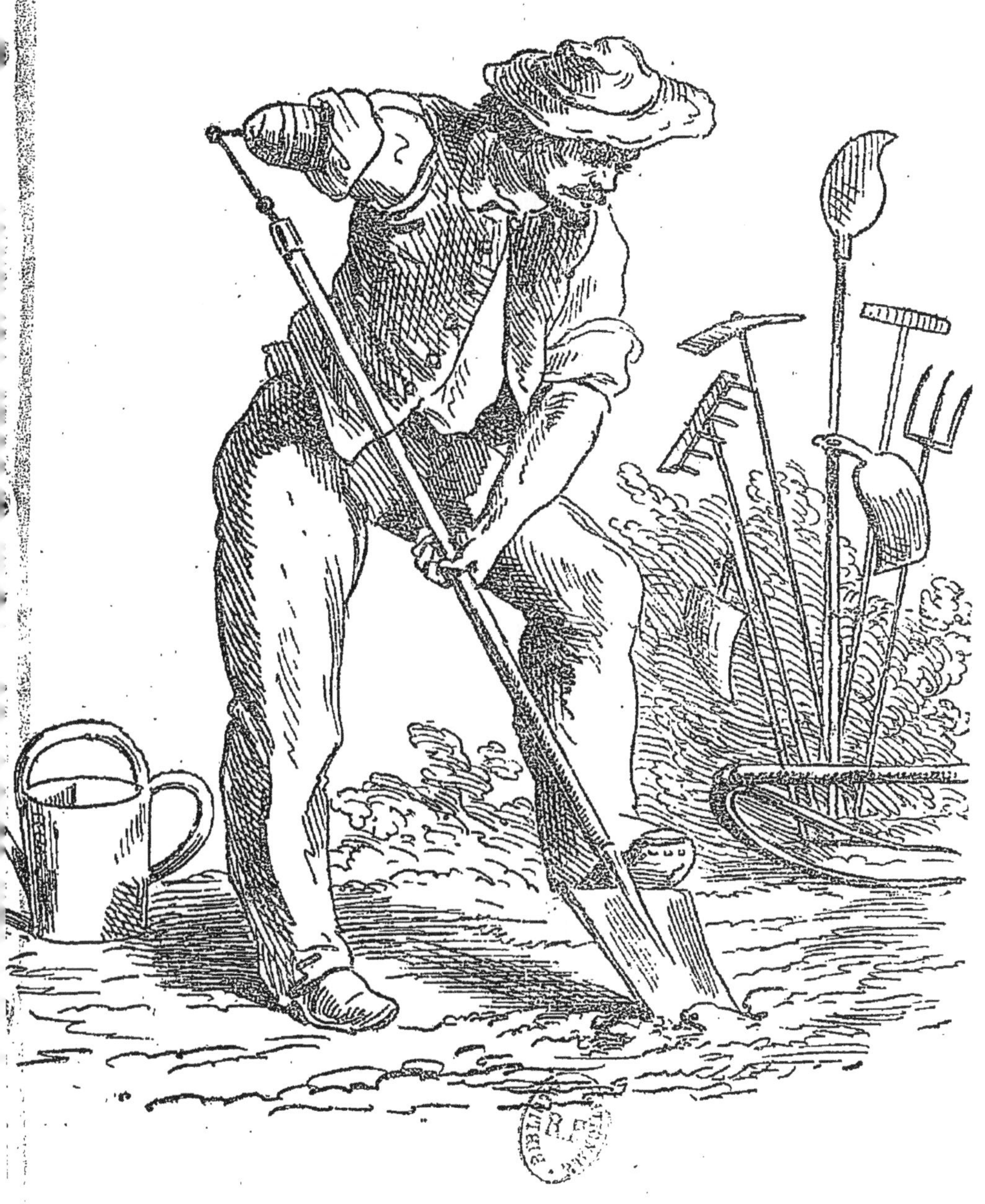

l'appareil; de même les trous, (*e e e*, Fig. 4), de la partie moyenne de l'armature correspondant au trou de la rondelle reçoit la clavette (*d*, Fig. 3). Nous ferons observer que dans la désarticulation de l'épaule, de même que dans l'amputation du bras au niveau de l'insertion deltoïdienne, il faut établir le brassard autrement. Dans ces deux fâcheuses circonstances, le moignon a disparu ou il est trop court. Le point d'appui doit avoir lieu sur l'épaule. On construira alors l'épaulette en cuir et on lui donnera la forme d'un large plastron, (*p*, (Fig. 2), venant embrasser la partie antérieure et postérieure de la poitrine ; l'armature, *r*, sera plus longue et son extrémité articulaire, *m*, devra correspondre au coude du bras valide (Voyez Fig. 2).

Amputation de l'avant-bras désarticulation, du poignet.

1° — L'appareil comprend un brassard de cuir en forme de gouttière serré par des courroies et rattaché à l'épaule au moyen d'une manche de fort coutil ;

2° — Une rondelle en bois également conique de 5 centimètres de hauteur sur 7 centimètres de diamètre, suivant la grosseur et la longueur du moignon.

3° — Une armature de fer logée dans la rondelle mobile, dans le sens de la rotation sur l'axe et bifurquée à sa partie inférieure. (Voyez *Fig.* 13.)

Chapitre IV.

USAGES DE L'APPAREIL.

Désarticulation de l'épaule, amputation du bras, désarticulation du coude.

A la partie fixe de mon appareil, c'est à dire au brassard, s'adaptent des pièces mobiles ou de rechange. Elles sont au nombre de trois, légères, solides et de petite dimension.

Chacune d'elles à sa destination spéciale, c'est comme un outil qui, dans la main de l'ouvrier se transforme et varie selon les différents travaux à exécuter. Le manchot, en effet, désire-t-il bêcher la terre, une vis articulaire adaptée à l'armature bifurquée de la partie fixe la pièce convenable, et il n'a plus qu'à se mettre à l'œuvre. Veut-il au contraire, faucher, tailler, etc., une légère modification apportée de la même manière à l'appareil lui permet de se livrer à ces occupations diverses.

Je dois ici entrer dans quelques détails ; cependant pour éviter des longueurs et des répétitions inutiles, je ramènerai les travaux de manœuvre à trois chefs principaux, qui seront comme les types de tous les autres et je parlerai successivement de *l'appareil pour bêcher*, de *l'appareil pour faucher* et de *l'appareil pour tailler*.

1° APPAREIL POUR BÊCHER.

Cet appareil ou plutôt cette pièce mobile ou de rechange, considérée dans toute la simplicité de son mé canisme, se compose :

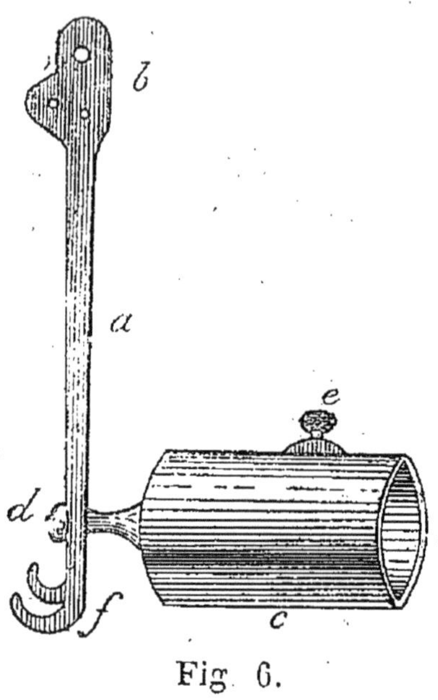

Fig. 6.

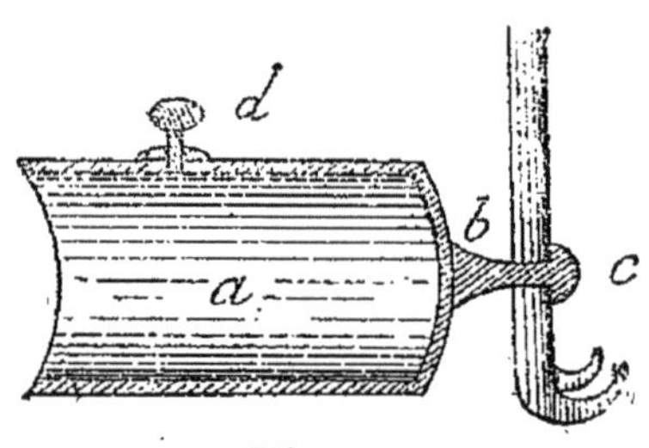

Fig. 7.

a, coupe transversale de la douille, *b*, *c*, articulation du poignet, *d*, vis de pression.

1° D'une tige de fer, *a*, de la grosseur du petit doigt, de 12 et de 15 centimètres de longueur, suivant le cas d'amputation; l'extrémité supérieure, *b*, applatie, est percée de deux trous et s'articule avec l'armature décrite plus haut ; sa partie inférieure terminée par deux crochets, *f*, est munie d'une douille, *c*, également en fer.

Cette tige, par son mode d'articulation avec l'armature, jouit des mouvements de flexion, d'extension et même de latéralité, puisque la partie supérieure de l'armature tourne sur elle-même dans la rondelle. Elle

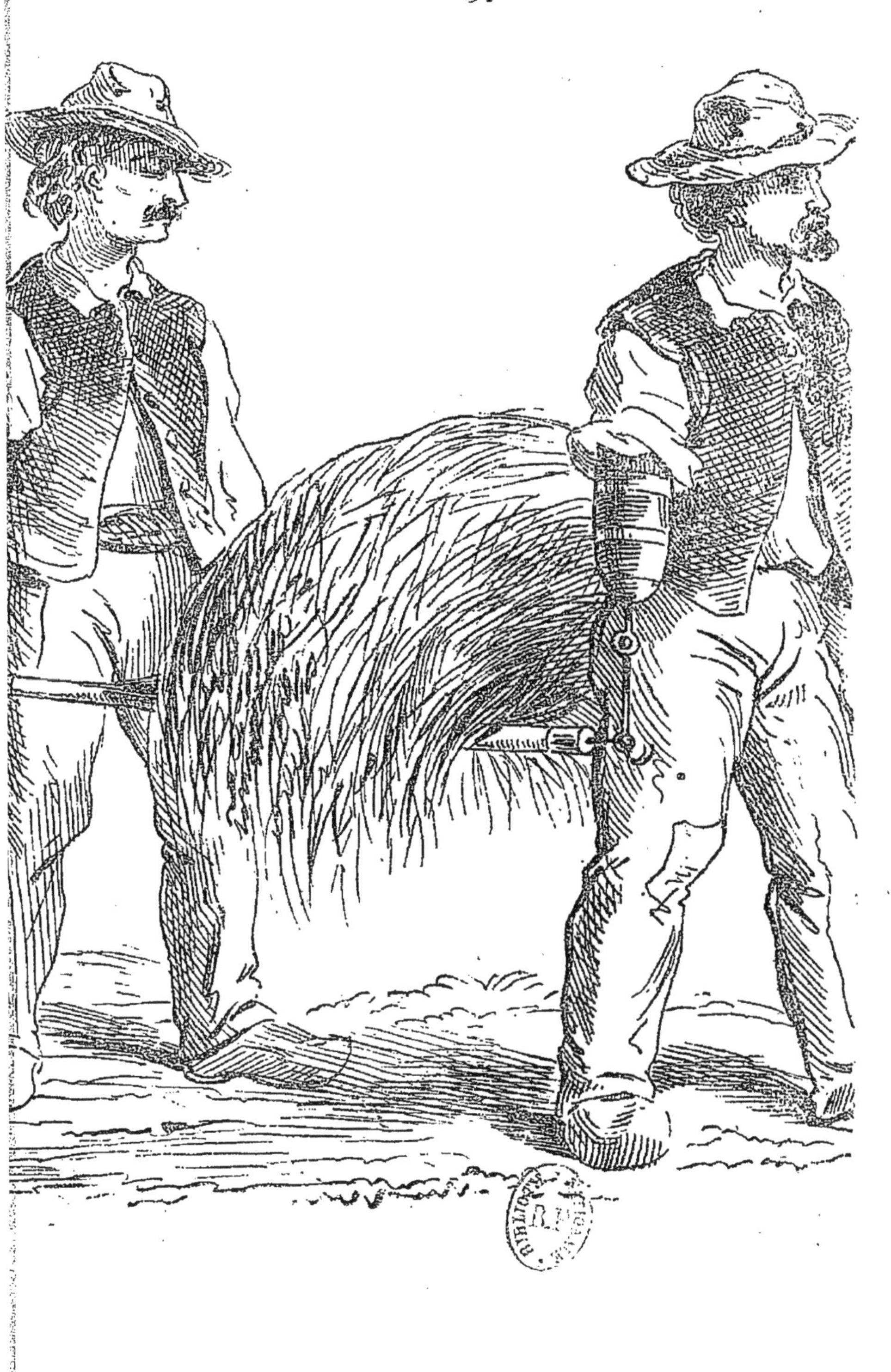

est comme l'avant-bras de l'appareil dans l'amputation du bras ;

2° D'une douille, (*c* Fig. 6) remplissant les fonctions de main et destinée à recevoir le manche de l'instrument aratoire, qu'une vis de pression, *e*, permet de fixer solidement.

Cette douille, longue de six à sept centimètres, est construite avec du fer ; elle est creusée en forme de cylindre de 4 centimètres de diamètre, son fond est brasé et tourne sur son axe, *i*; tout en s'articulant à l'extrémité inférieure de la tige antibrachiale, elle constitue les mouvements de pronation.

En décrivant cet appareil fait pour bêcher la terre, je n'ai pas entendu le restreindre exclusivement à ce genre de travail; il peut servir avec le même succès à labourer au moyen de la charrue, à défoncer à la pelle, au pic, à la pioche, un terrain même en friche (travaux qui exigent des mouvements compliqués et qu'on peut exécuter avec autant de facilité que de précision), à rouler et renverser une brouette, fendre et scier du bois, en un mot à répondre à tous les travaux agricoles et de terrassements. Cette remarque s'applique aux autres appareils dont j'ai encore à parler.

2° APPAREIL POUR FAUCHER.

Cette pièce de rechange peut être construite de deux manières : tantôt c'est un simple anneau (*a*, Fig. 8), de trois centimètres de diamètre sur quatre centimètres de

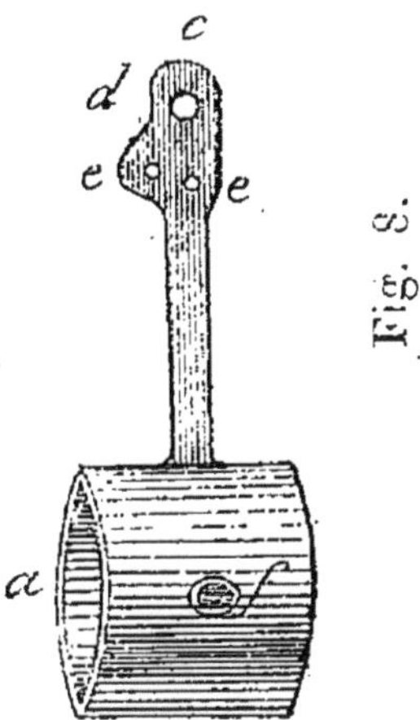

Fig. 8.

longueur ; il est muni d'une vis de pression, *f*, et surmonté d'une tige dont l'extrémité supérieure, *c*, s'articule avec l'armature ; tantôt je le compose de deux cylindres emboîtés, (*a* Fig. 9) dont l'un, *c*, s'immobilise sur le man-

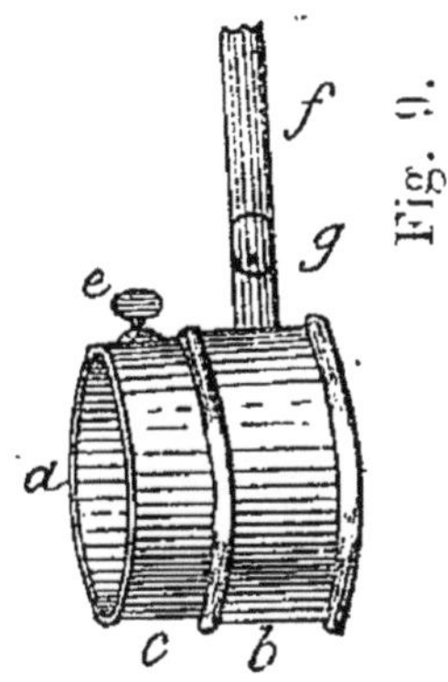

Fig. 9.

che de l'outil aratoire au moyen de la vis de pression, *e*, et l'autre, *b*, auquel s'adapte la tige, *f*, tourne sur lui-même et exécute les mouvements, *g*, du poignet. Ces deux systèmes d'anneaux concourent au même but et servent à exécuter les mêmes travaux ; mais la fabrication du premier est bien moins coûteuse. Grâce aux mouvements des pièces sur elles-mêmes, l'ouvrier armé d'une faux, instrument aussi difficile que dangereux, peut couper

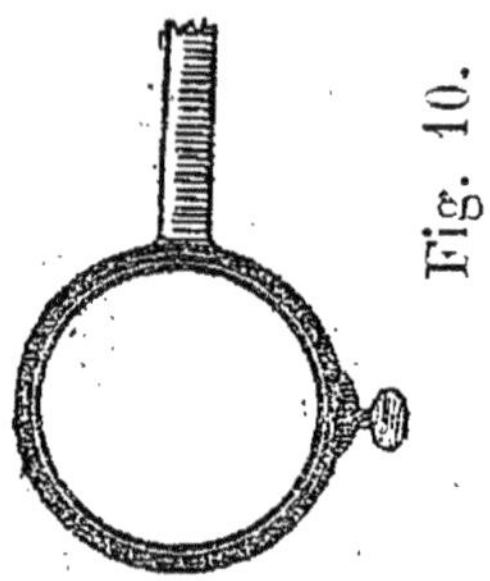

(Coupe transversale de l'appareil pour faucher.)

l'herbe de la prairie, moissonner, chaumer, sans éprouver plus de fatigue (1) que celui qui jouit de ses deux

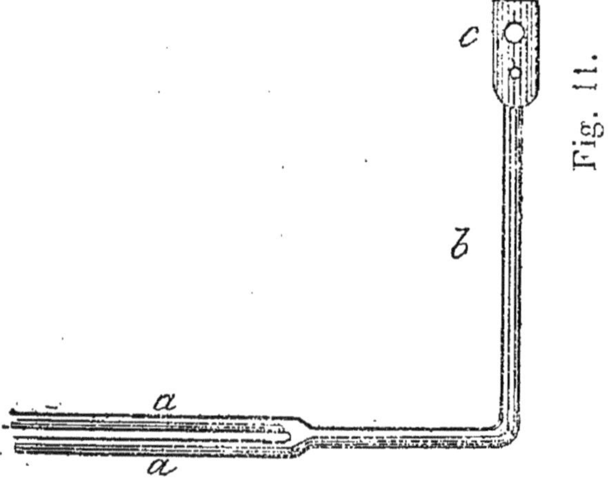

(1) Nous supposons que le manchot est un agriculteur de profession et qu'il connait surtout le maniement de la faux.

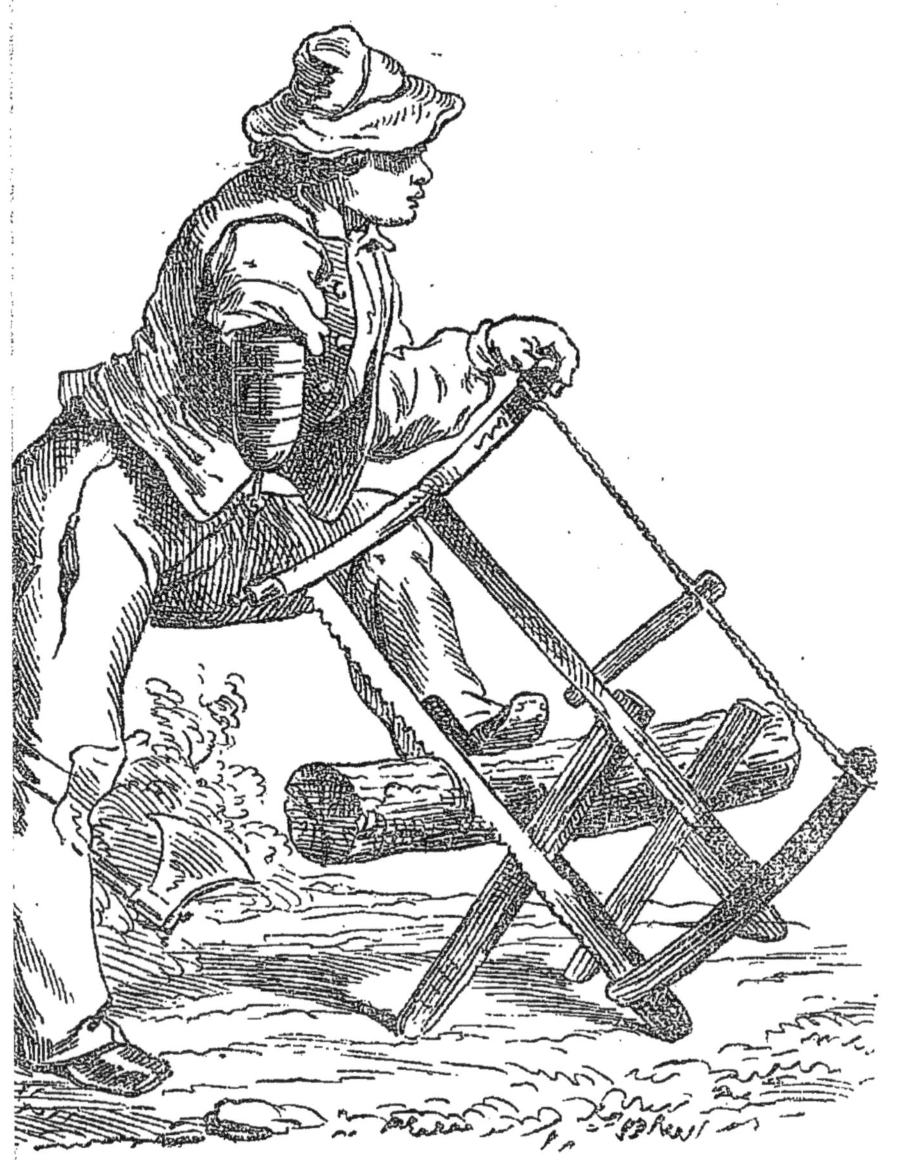

bras. Cette assertion, comme toutes les autres, s'appuie sur des faits publics et dûment constatés. Pour réparer la faux, j'ai imaginé une espèce de pince dont la partie supérieure (*c*, Fig. 11) s'articule avec l'armature ; l'ouvrier introduit la lame de la faux entre les branches, *a a*, de l'appareil, et de sa main valide il la bat et l'aiguise.

3° APPAREIL POUR TAILLER.

Mon bras artificiel agricole destiné aux cultivateurs eut été incomplet, si avec lui la taille des arbres fut devenue impossible, aussi ai-je voulu obvier à cet inconvénient en imaginant une troisième pièce, qu'on peut fixer au brassard ; elle est garnie de six crochets placés en sens inverse et laissant entre eux trois intervalles, *a a a*, inégaux. Ces crochets sont comme autant de doigts

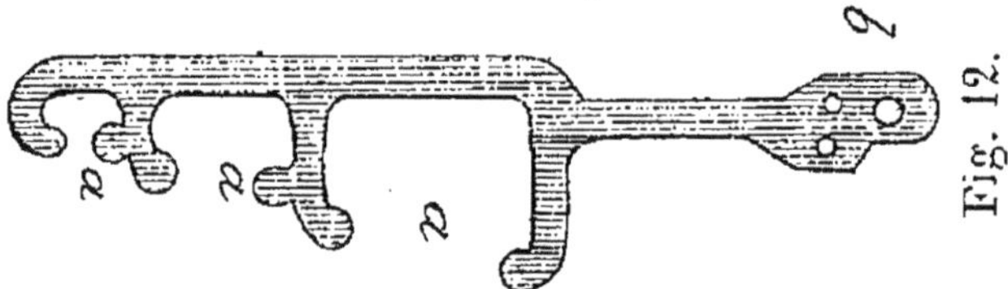

Fig. 12.

immobiles, à moitié fléchis et qui, en s'écartant inégalement, permettent de saisir et de serrer les branches à tailler quelle que soit, du reste, leur grosseur. Avec cette espèce de main, l'ouvrier engage la branche dans les crochets, la maintient solidement en lui imprimant un léger mouvement de levier et la coupe de sa main valide. C'est par le même procédé que le vigneron taille la vigne, fait la pointe des échalas, et les enfonce dans le sol, que le bûcheron coupe et fagotte le bois. Inutile de dire que cet appareil sert aussi à porter un fardeau tel qu'un d'eau ou tout autre objet à anses.

Fig. 13.

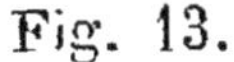

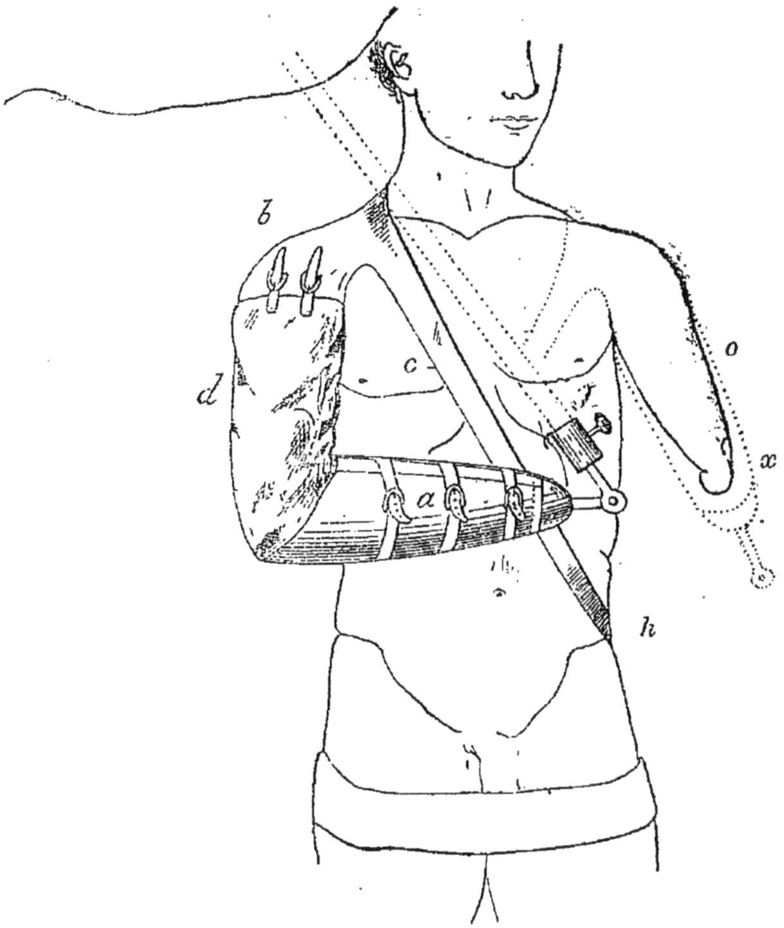

Explication de la Fig. 13. — Amputation de l'avant-bras droit: *a*, *d* brassard en forme de manchon *b*, épaulette *c*, bretelle *o*. poignet de fer, *h* sous-cuisse.

Dans l'amputation de l'avant-bras et la désarticulation du poignet, les pièces mobiles ou de rechanges sont au nombre de trois, leur mécanisme, leur mode d'articulation, leur usage sont les mêmes que dans l'appareil pour *l'amputation du bras.* Seulement je dois faire remarquer que si la mutilation antibrachiale était trop courte (3 à 4 centimètres du pli du bras à l'extrémité du moignon), il faudrait se comporter dans cette circonstance comme si l'on avait à faire à une désarticulation du coude, c'est-à-dire emprisonner le moignon antibrachial (*x*, Fig. 13) dans le brassard, *o*, et donner aux pièces de rechange la longueur suffisante pour qu'elle puisse s'harmoniser avec les parties correspondantes du membre opposé.

Nous avons eu occasion d'appliquer notre appareil de force à un certain nombre de manchots présentant tous les cas de mutilation dont nous venons de parler ; c'est-à-dire, désarticulation de l'épaule, amputation du bras, désarticulation du coude, amputation de l'avant-bras et désarticulation du poignet.

Je suppose que j'aie, par exemple, un amputé dont la mutilation brachiale présente les longueurs suivantes : de l'acromion ou à l'extrémité du moignon, 14 centimètres ; du creux de l'aisselle à l'extrémité du moignon, 10 centimètres. Dans ce cas les pièces composant mon bras artificiel agricole devront avoir les longueurs suivantes : brassard, 14 centimètres, rondelle, 7 centimètres, arma-

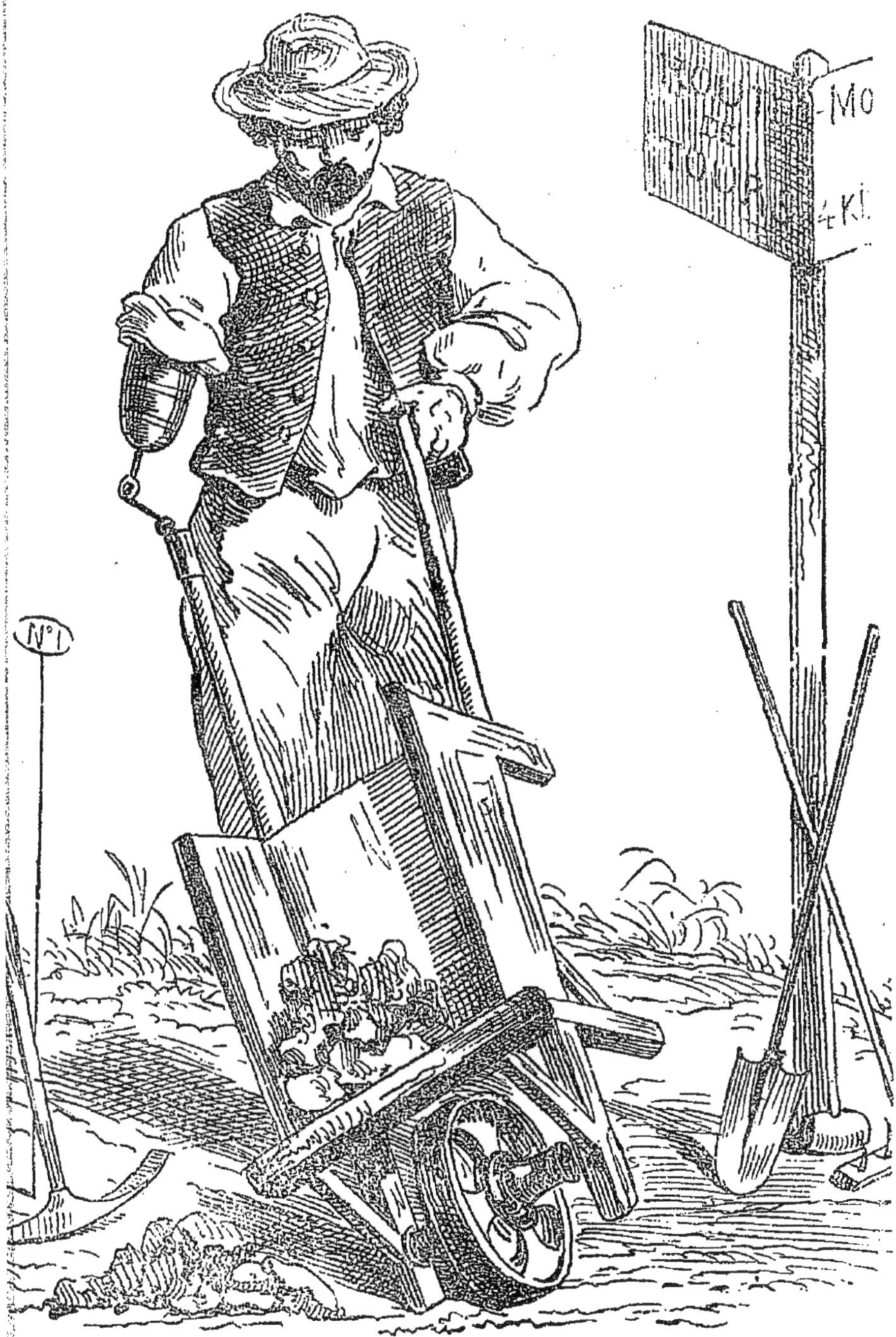
N°1
MO

ture, 7 centimètres, tige anti-brachiale, 12 centimètres; total, 0,40 centimètres. Ai-je affaire à une amputation de l'avant-bras me présentant une longueur de 12 centimètres du coude à l'extrémité du moignon, de 9 centimètres du pli du bras à l'extrémité du moignon; j'établirai dans ce cas mon appareil de manière à ce que la tige anti-brachiale de mes pièces de rechange, s'harmonise avec l'avant-bras valide et dans la désarticulation du poignet, l'appareil ou plutôt la douille, comme je l'ai déjà dit, jouera le rôle de main de fer. (Fig. 14.)

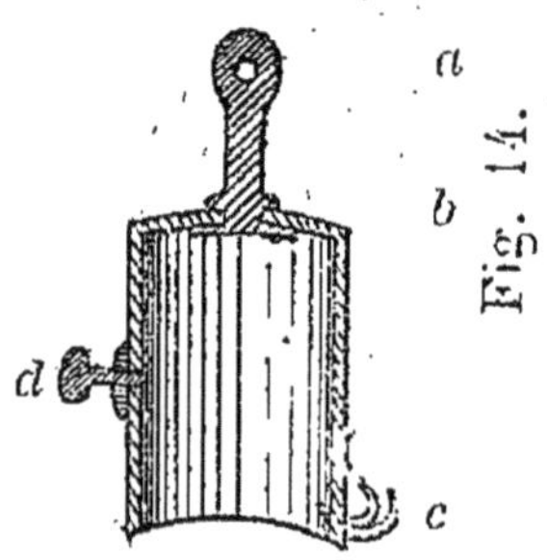

Coupe transversale de la douille dans l'amputation de l'avant-bras et la désarticulation du poignet. *a*, *b*, articulation du poignet, *d*, vis de pression, *c*, griffe.

Chapitre V.

OBSERVATIONS.

Mon but serait loin d'être atteint si je me tenais à une description purement théorique de mon appareil. Sans doute, ce que j'en ai dit jusqu'ici suffit pour en faire connaître le jeu, le mécanisme, j'ajouterai même les avantages réels et pratiques. Mais ce qui en donnera la plus juste idée, ce qui le fera apprécier à sa juste valeur, ce seront les expériences publiques faites sur le terrain, ce sera de voir à l'œuvre le manchot muni de son nouveau bras, ce sera de vérifier les travaux qu'il aura exécutés en les comparant aux travaux des ouvriers valides. Aussi ai-je ajouté un dernier chapitre d'observations; ce sera comme la description expérimentale de mon invention. Je ne citerai, du reste, aucun fait qui n'ait été constaté par de nombreux témoins ou par des personnages dûment autorisés.

1re Observation.

Amputation du bras droit immédiatement au-dessus du coude.

Besnard, Georges, cultivateur, âgé de 40 ans, habite la commune de la Ville-aux-Dames, près Tours. Après plusieurs maladies longues et douloureuses qui le conduisirent sur le bord de la tombe, il revint à la santé lentement et à force de soins. Mais ce ne fut que pour être victime d'un déplorable accident. Le 18 septembre 1867, comme il faisait fonctionner une batteuse à blé, il se laissa prendre le b ras dans le cylindre de la machine. L'amputation devenue nécessaire, fut pratiquée immédiatement au-dessus du coude ; l'opération fut couronnée de succès, et, au bout de trois mois, la cicatrisation du moignon fût complète.

Quatre mois s'étaient écoulés, lorsque, dans les premiers jours de janvier de l'année 1868, Besnard vint m'annoncer qu'il renonçait à la place de garde champêtre que je lui avais obtenue. « Je veux, disait-il, cultiver mon champ, faites-moi, je vous prie, quelque chose qui puisse remplacer mon bras perdu et me permettre de travailler la terre. »

Peu versé dans la science de la mécanique et moins encore dans la construction des appareils prothétiques, je fus, je dois l'avouer, fort embarrassé d'une pareille demande. Je fis part à Besnard de mon embarras. Mais rien ne l'arrête, il veut quelque chose pour cultiver son champ. Je me mets donc à l'œuvre et je cherche ; bien des idées passent et repassent dans mon esprit, enfin je m'arrête à un système que je crois le meilleur. Je trace sur le papier un semblant d'appareil et je le fais immédiatement exécuter par les ouvriers de Montlouis ; c'est-à-dire par un maréchal et un bourrelier. Besnard, avec cet appareil bien grossier et trop incomplet, s'exerce avec une patience et un courage digne d'éloges ; mais les

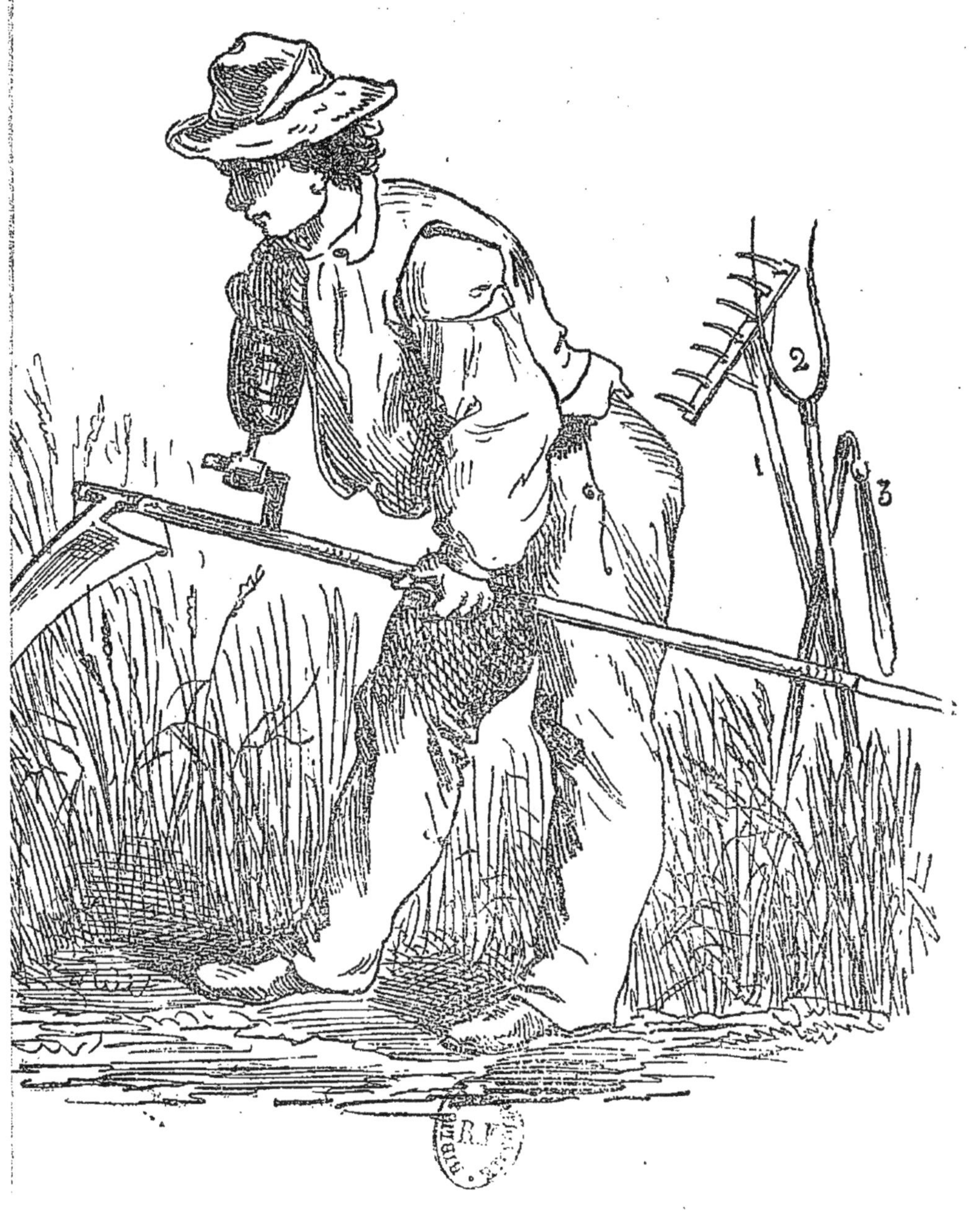
1
2
3

résultats obtenus sont peu satisfaisants ; il peut exécuter seulement les mouvements de flexion du bras ; il peut jeter la terre devant lui au moyen d'une pelle, bêcher avec un pic ou une pioche ; il lui faut renoncer, malgré tous ses efforts, aux mouvements de latéralité et de pronation.

Un jour, je le surpris dans son champ, et j'observai longtemps ses essais inutiles ; je m'approchai de lui et lui demandai s'il avait obtenu quelques succès. « — Vous n'arriverez pas, me dit-il, les larmes aux yeux, malgré votre grand désir à me faire bêcher à la pelle comme les autres; je ne puis retourner ma pelle. » « J'y arriverai, mon ami, ne vous découragez pas, je vous étudie depuis un quart d'heure, et j'ai trouvé ce qui vous arrête ; venez demain chez moi, et vous bêcherez comme les autres. » Besnard vint, en effet, le lendemain matin, je lui appliquai mon appareil modifié ; pour obtenir un mouvement de pronation j'avais fait tourner la douille sur son axe. Mon manchot se mit à l'œuvre dans mon jardin, vingt minutes après il avait retourné, avec une étonnante facilité, un carré de plusieurs mètres de superficie. Dès lors le problème était résolu. Besnard pouvait *comme les autres* cultiver son champ. « Je lui avais, comme il me le disait lui-même dans sa joie, sauvé la vie. »

Telles furent l'origine et l'occasion de mon invention ; le lecteur me pardonnera, j'en suis sûr, d'être entré

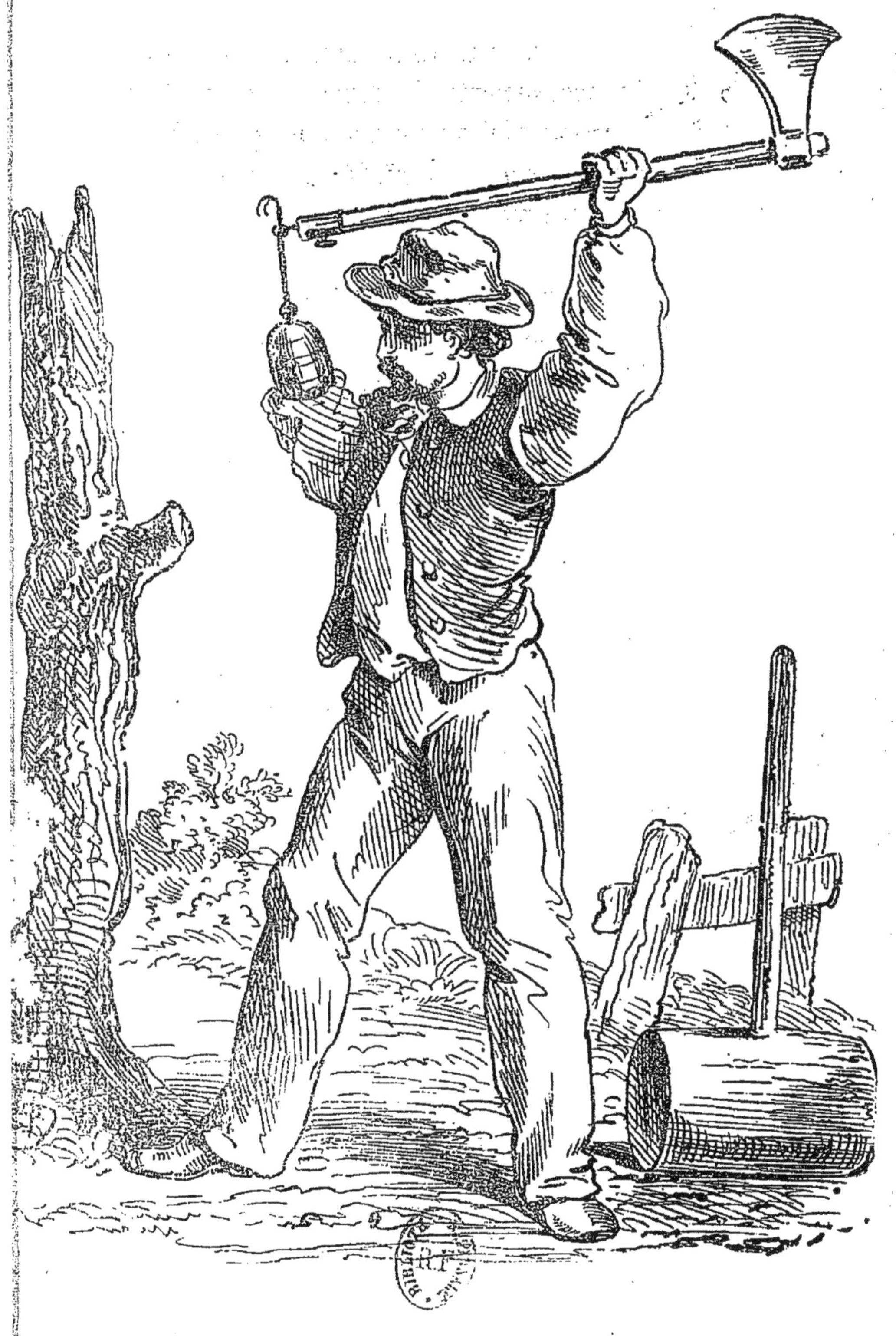

dans tous ces détails. Un mot maintenant sur les travaux que Besnard a exécutés depuis bientôt cinq ans.

Chacun peut le voir dans ses champs ou dans ses vignes, bêcher à la pelle ou au pic, labourer ou défricher à l'aide de la charrue, faucher (1) ou ratisser, charger les engrais dans sa charrette et les étendre sur le sol, tailler les arbres ou enfoncer les échalas. En hiver, pour occuper ses loisirs, il fend le bois qu'il a lui-même arraché et le scie avec la plus grande facilité et sans éprouver plus de fatigue que celui qui jouit de ses deux bras. Il n'est personne, aux environs de la Ville-aux-Dames, qui ne puisse affirmer tous ces faits. Je n'en citerais plus qu'un. Pendant l'hiver 1869, il entreprit de rendre à la culture un champ que l'inondation si désastreuse de 1866 avait complétement ensablé ; l'eau avait enlevé la bonne terre jusqu'à une profondeur de 1 mètre 30 à 40 centimètres et l'avait remplacée par un dépôt de gravier d'une hauteur à peu près égale. Il a donc fallu que Besnard fit d'abord disparaître le sable, creusât une tranchée profonde de trois à quatre pieds, prit la terre propre à la culture pour en couvrir le sable qu'il jetait dans la tranchée. Tout le monde comprend l'importance de ce travail et le rôle qu'ont dû jouer tour à tour la pelle, la pioche et la

(1) Le manchot de la Ville-aux-Dames fauche 20 à 25 chaînées de prés ou de luzerne dans sa journée.

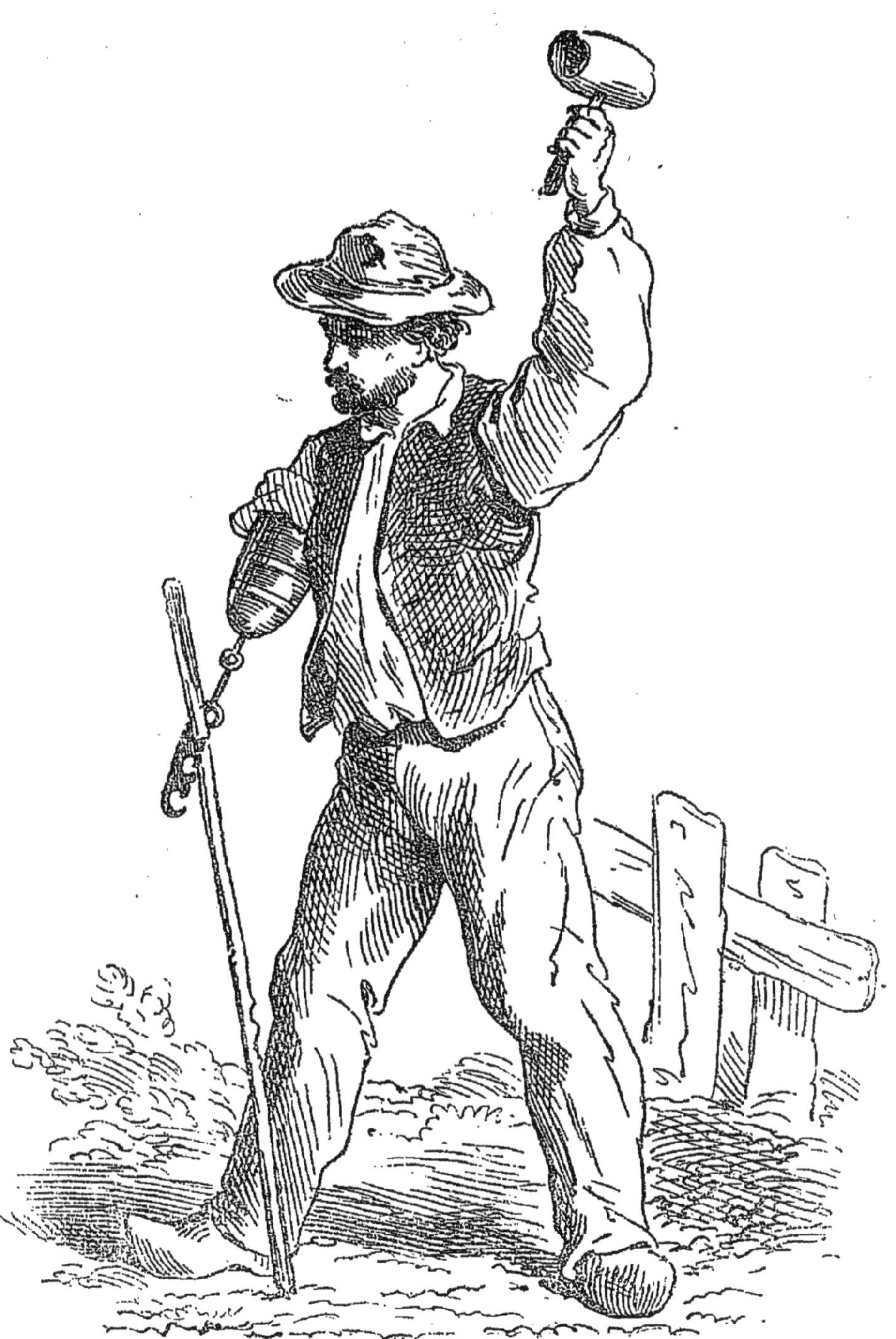

brouette. C'est assez dire que Besnard, dans son hiver, a pu remuer avec son appareil et dans les conditions que l'on connaît, un nombre considérable de mètres cubes de terre.

Après de tels résultats, l'on peut juger des services que peut rendre mon bras artificiel. Du reste, pour ce qui regarde Besnard en particulier, je puis citer à l'appui de ce que j'ai avancé, les témoignages de M. Poncin, ingénieur en chef de la ligne de Tours à Vierzon (voir aux pièces justificatives), du Conseil municipal de Montlouis (idem), et du conseil municipal de la Ville-aux-Dames (idem). Toutes les personnes honorables dont on peut lire les noms dans les rapports donnés aux pièces justificatives ont vu par elles-mêmes Besnard exécuter les travaux dont j'ai parlé ; elles ont exprimé leur satisfaction en des termes non équivoques.

2e Observation.

Amputation du bras gauche au niveau de l'insertion deltoidienne.

Dezaunay-Ploquin, cultivateur, de la commune de Saint-Nicolas-de-Bourgueil, a eu, comme Besnard, l'imprudence de se laisser prendre le bras gauche dans l'engrenage d'une batteuse ; l'amputation eut lieu au mois d'août 1869 à l'insertion deltoïdienne, et l'infortuné put, grâce à une quête dont le produit s'éleva à la somme de 25 francs, être gratifié de mon «bras artificiel.» Je laisse

M. Edmond Orye, 1er adjoint du maire de Bourgueil, et conseiller général, rendre compte des travaux que Dezaunay exécute encore aujourd'hui. « Muni de son bras agricole, dit M. Orye, dans une lettre qui m'est adressée, en date du 31 janvier 1873, Dezaunay peut bêcher, labourer, charger et rouler une brouette ; il peut aussi battre au fléau. En ce moment il est occupé à tailler et façonner la vigne. Je tiens tous ces renseignements de lui-même, l'ayant fait venir près de moi pour en être plus sûr.

Voilà, Monsieur et cher Collègue, tout ce que je puis vous dire, en ce qui concerne le malheureux Dezaunay.

Permettez-moi d'y ajouter l'expression de sa reconnaissance personnelle pour l'inventeur d'un procédé, qui lui permet de réparer autant que possible la perte d'un membre aussi utile qu'un de ses bras et de vous féliciter en mon nom personnel, au nom de l'humanité, d'une découverte aussi précieuse pour tant de malheureux qui doivent bénir l'esprit bienfaisant qui sait ainsi réparer à si peu de frais des accidents si regrettables.

Veuillez agréer, Monsieur et cher collègue, l'assurance de mes sentiments les plus distingués. »

Pour le maire empêché,

Le 1er adjoint au maire,

EDOUARD ORYE,

Conseiller général du canton de Bourgueil.

3e Observation.

Amputation du bras gauche près de l'articulation capsulo-humérale.

A M. le Rédacteur *du Journal d'Indre-et-Loire.*

Luynes, le 18 juin 1871.

Monsieur le Rédacteur,

Permettez-moi d'invoquer le bon concours de votre feuille pour faire connaître un nouveau service rendu par la bienfaisante invention du docteur Gripouilleau, de Montlouis. Le nommé Aude (Martin), jeune soldat du 37e de marche, eut le bras gauche emporté par un éclat d'obus à la bataille de Coulmiers et reçut des soins dans une ambulance aux environs de Tours. Un bras artificiel agricole fut fabriqué pour lui par M. Richet, orthopédiste.

Malgré les difficultés que présentait ce cas d'amputation pratiqué immédiatement auprès de l'épaule, de sorte que le moignon est presque absent, le succès n'a pas manqué. Le jeune invalide, grâce à cette espèce de membre artificiel peut charger et rouler une brouette, porter des seaux d'eau, bêcher à la pelle, façonner la vigne, labourer, faucher, en un mot exécuter toutes les opérations de la culture. Vous pouvez penser comme moi, monsieur le rédacteur, j'en suis certain, qu'une découverte aussi simple que précieuse pour ceux de nos

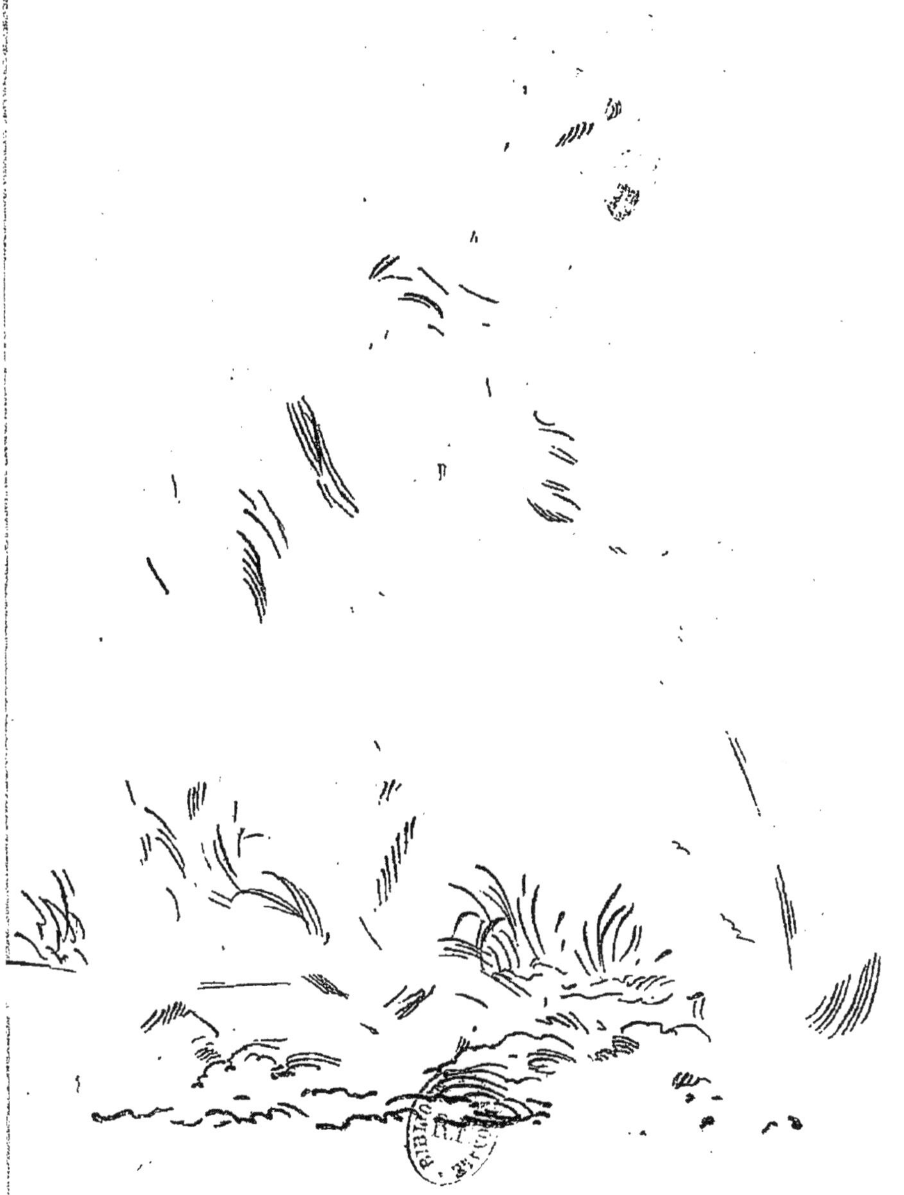

soldats qui restent victimes de leur dévouement au pays ne saurait être assez publiée, et je ne doute pas de votre empressement à attirer sur elle l'attention générale.

Veuillez agréer,

CH. DE BEAUVENT.

L'importance de cette observation n'échappera à personne : l'amputation est pratiquée à la naissance de l'épaule, le moignon, par conséquent, est extrêmement court ; cependant l'appareil a pu être appliqué, et M. Ch. de Beauvent vient de dire avec quel succès.

Je pourrais multiplier le nombre de ces observations, et donner le nom de beaucoup d'autres amputés du bras ou de l'avant-bras qui ont eu recours à mon invention.

Pour éviter les répétitions, je me contenterai de renvoyer aux pièces justificatives. Chacun alors appréciera la valeur et l'importance des témoignages cités et sera frappé sans aucun doute de la démonstration non moins forte que pratique des services que rend aujourd'hui mon *bras artificiel* et de ceux qu'il peut rendre à l'avenir.

CONCLUSION

Maintenant on peut se prononcer sur mon appareil ; on en connaît le mécanisme aussi simple que peu coûteux ; on sait ses usages variés et ses applications nom breuses. Que l'on juge, je le répète, et que l'on apprécie ; si mon *bras artificiel* est regardé comme une invention utile et digne d'encouragement, je demanderai une faveur au lecteur bienveillant et je terminerai ces quelque lignes. Je le prierai d'être mon interprète auprès des malheureux mutilés qui se présenteront à lui, et de leur indiquer là où ils pourront retrouver le membre qui leur manque et peut-être le pain qu'ils n'ont plus. Il soulagera leur misère et consolera leur infortune. Mon plus grand bonheur sera d'y avoir contribué.

MINISTÈRE
DE LA GUERRE

—

CONSEIL DE SANTÉ
DES ARMÉES.

Paris, 4 juin 1869.

A MONSIEUR GRIPOUILLEAU,

Médecin à Montlouis-sur-Loire.

MONSIEUR,

J'ai reçu de M. le Sous-Intendant Colombani la *description* de votre *appareil prothétique* du membre supérieur et je l'ai lue avec d'autant plus d'intérêt, que je vous avais conseillé d'en faire le sujet d'une notice ou d'une publication spéciale. La lettre que vous avez bien voulu m'adresser ces jours-ci pourrait en tenir lieu et les planches déjà toutes faites n'attendent plus que l'impression.

Vous avez raison, Monsieur, de distinguer les membres artificiels supérieurs, selon qu'ils conservent ou non leur aspect naturel ; et l'on pourrait appeler les uns *appareils de forme*, les autres *appareils de force*, comme le sont les vôtres.

Permettez-moi seulement de vous rappeler que l'invention première de ceux-ci est fort ancienne, témoin le simple crochet, plus ou moins modifié, comme celui dont se servent la plupart des invalides amputés du bras. Tel est, par exemple, le *crochet-pince* décrit, en 1867, par M. le comte de Beaufort, qui lui a donné une force de traction et de pression assez grande pour soulever ou tirer un poids considérable ou bien pour saisir solidement des outils rustiques. Mais les usages de ce *crochet-pince* sont assez restreints.

C'est pourquoi, Monsieur, je crois devoir vous rappeler aussi qu'en 1867, avant de connaître votre ingénieux appareil prothétique, j'en avais vu un fort analogue, imaginé, en 1865, par un sellier de Nérac, nommé Bonnet. Son appareil employé par deux hommes manchots fonctionnait publiquement à l'exposition de Billancourt. L'un conduisit une charrue, l'autre labourait la terre, tantôt avec une bêche, tantôt avec une pioche.

J'ai même proposé à l'inventeur de cet appareil la désignation de *bras rustique*, dont il a publié ensuite l'image et l'explication.

Mon devoir est donc de rendre ce témoignage à la vérité, en répondant à votre lettre, comme je l'ai fait d'ailleurs, l'année dernière, auprès de l'Académie de Médecine, en comparant vos ingénieux moyens de prothèse à ceux de M. Bonnet.

Vous aurez eu le mérite, comme lui, de perfectionner et de vulgariser de puissantes ressources d'existence pour les mutilés pauvres, ouvriers ou soldats en les mettant à même d'exécuter les travaux les plus pénibles et de rendre encore d'utiles services à l'agriculture.

Puissé-je, Monsieur, vous avoir aidé, autant qu'il m'était possible de le faire, dans une tentative déjà couronnée de succès et digne de tous les encouragements.

Agréez, avec mes félicitations, l'assurance de mes sentiments confraternels.

Bon LARREY.

RAPPORT

PRÉSENTÉ A LA SOCIÉTÉ D'AGRICULTURE D'INDRE-ET-LOIRE

PAR LE DOCTEUR LOYS BODIN

SUR LE BRAS ARTIFICIEL

INVENTÉ PAR M. GRIPOUILLEAU

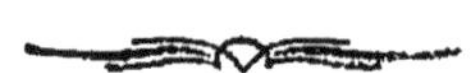

MESSIEURS,

M. Gripouilleau, médecin à Montlouis et membre de votre Compagnie, vous a présenté à la réunion générale du mois de mai dernier un manchot qui, muni d'un appareil de son invention, a pu exécuter devant vous tous les travaux de l'agriculture.

Désireux de connaître dans ses détails l'invention de M. Gripouilleau, vous avez bien voulu me charger de vous faire un rapport à ce sujet, et j'ai accepté avec d'autant plus d'empressement que je suis convaincu de la grande utilité de cette invention.

Pour mieux apprécier la valeur de l'appareil de notre collègue, et le genre de progrès accompli par lui, j'ai pensé qu'il serait utile d'exposer rapidement les phases diverses par lesquelles a passé l'art de suppléer aux membres supérieurs.

Tandis que les premiers essais de prothèse du membre inférieur remontent aux temps de civilisations antiques, puisqu'on peut voir au Louvre un vase étrusque représentant un homme privé de la jambe qui s'appuie sur un bâton, premier rudiment de la jambe de bois, il faut venir jusqu'au XVIe siècle pour voir apparaître les premières tentatives de bras artificiel.

Gœthe a conservé le souvenir d'un chevalier qui, privé de la main droite, et bouillant du désir de faire expier à ses ennemis la mutilation qu'il leur devait, s'était fait fabriquer par un armurier de Nuremberg, un gantelet de fer avec lequel il pouvait encore frapper d'estoc et de taille.

Notre grand Ambroise Paré nous a laissé le dessin de deux appareils, dont l'un, qu'il appelle le bras de fer, permettait à ses amputés de continuer le métier des armes, et dont l'autre, « en bouilly ou papier collé, » pouvait tenir une plume. — Ces appareils dans lesquels on introduisait le moignon, s'attachaient à la manche du pourpoint et représentaient grossièrement la forme du bras.

Plus tard on chercha à fabriquer des bras artificiels avec doigts mobiles, et les chroniques du XVIIIe siècle parlent d'un soldat, qui après avoir perdu les deux bras en chargeant un canon, avait eu le bonheur de rencontrer un mécanicien assez habile pour lui confectionner un appareil avec lequel le brave La Violette, c'est le nom du soldat, pouvait manger, ôter son chapeau, et même, assure-t-on, écrire un placet au roi.

J'ai encore lu quelque part qu'un amputé des deux mains, pensionnaire de l'hôtel des Invalides, enfermant son moignon d'avant-bras dans un étui de bois auquel étaient adaptés des poinçons et des fausses clefs, était, ainsi armé, d'une habileté prodigieuse à crocheter les serrures, ouvrir et dévaliser les caisses. — On n'a pas gardé le nom du mécanicien inventeur de ce singulier appareil; il est assez probable que c'était le voleur lui-même, auquel on ne peut au moins refuser un esprit ingénieux qu'il avait su mettre au service de sa perversité.

De nos jours la prothèse du membre supérieur a été l'objet de recherches et de travaux considérables, en tête desquels, par rang de date, se place le bras artificiel du sculpteur hollandais Van Peetersen. Soumis, en 1844, à la sanction de l'Académie des sciences, il donna lieu à un rapport de Magendie d'où j'extrais la conclusion suivante: « Le bras artificiel proposé par M. Van Peetersen est l'invention la plus heureuse qui ait été faite jusqu'à présent en faveur des personnes privées de bras. »

Quinze ans plus tard, un accident de chasse arrivé au célèbre ténor Roger, fut le signal de nouveaux perfectionnements dans les bras artificiels. Les fabricants les plus habiles, Mathieu, Charrière, Béchard, sous l'inspiration de M. le comte de Beaufort, construisirent à l'envi des appareils qui pussent permettre à l'homme de théâtre de reparaître en public. Leur but fut atteint; Roger rentra sur la scène de l'Opéra, et muni du bras artificiel de Mathieu, plus léger, plus facile à mouvoir que les autres, il put exécuter, au point de presque faire illusion, les principaux mouvements qui concourent à l'expression générale du corps.

Au bras artificiel de Mathieu, qui se meut par un mécanisme basé sur le développement des épaules, succéda bientôt celui de M. le comte de Beaufort, fabriqué par Béchard, et que son inventeur appelle bras automoteur, ce qui signifie que « le mouvement instinctif de la nature détermine le mouvement mécanique. » Ce nouvel appareil est si bien construit, la main présente une telle harmonie de forme dans toutes ses attitudes, que l'illusion peut être complète. M. de Beaufort raconte qu'un manchot, le commandant B., amputé de l'avant-bras gauche, et muni de son appareil, se trouvait un jour en présence de l'Empereur, qui lui demanda quelle main il avait perdue; un autre, le pianiste L., se présenta à l'Académie de médecine tenant son chapeau d'une main et son parapluie de l'autre, si bien qu'un des académiciens demanda lequel des deux bras était artificiel.

Voilà, vous en conviendrez, Messieurs, une belle et précieuse invention ; aux premiers essais de prothèse, grossières ébauches au début, vous voyez succéder progressivement les appareils qui corrigent à peu près la difformité résultant de l'ablation d'un bras ; après ceux-là on parvient à imiter assez parfaitement la nature, pour que les grands mouvements d'ensemble soient possibles ; puis on arrive, de perfectionnements en perfectionnements, de progrès en progrès, à rendre la main et les doigts assez heureusement mobiles pour tenir et manier un chapeau, une cuiller, une plume, à faire enfin qu'un bras perdu puisse être adroitement suppléé ; voilà, dis-je, une précieuse invention, et qui n'est pas une des moins remarquables conquêtes de la mécanique moderne.

Mais, à bien considérer tous ces systèmes de bras artificiels, on ne tarde pas à comprendre qu'ils laissent encore une grande lacune à combler. S'ils peuvent corriger la difformité au point de faire illusion, s'ils sont assez heureusement construits pour que toutes leurs parties harmonieusement combinées concourent ensemble à exécuter de grands mouvements du bras et à remplir aussi bien que possible les fonctions de la main, il n'en est pas moins vrai que tant d'efforts et d'ingénieux travaux restent stériles en présence des rudes labeurs de l'agriculteur et du terrassier. Cependant, pour l'ouvrier qui doit vivre de son travail, il faut autre chose qu'un bras artificiel élégant et dispendieux ; peu lui importe un appareil qui fasse illusion, si cet appareil ne peut lui servir qu'à tendre la main ou à implorer la pitié des passants.

Ce côté pratique de la question avait déjà tenté l'esprit ingénieux de Charrière ; l'habile fabricant d'instruments de chirugrie construisit son crochet. Il devait être également poursuivi par M. de Beaufort, infatigable dans sa philantropie, et nous savons ce que les efforts combinés de ces deux habiles mécaniciens ont déjà produit. Au crochet de Charrière, qui ne pouvait guère servir qu'à soulever ou charger des fardeaux, a succédé la douille, et l'on a pu voir à Billancourt, pendant la dernière exposition, un concours de charrues entre des manchots.

Mais ce crochet ou cette douille ne peuvent servir qu'à un nombre restreint de travaux, parce qu'ils ne peuvent pas exécuter tous les mouvements du bras, de l'avant-bras et du poignet. Leur fixité dans le moignon permet bien de les utiliser pour soulever un fardeau, pousser une charrue, une brouette, mais s'il s'agit d'un travail qui demande le mouvement de rotation, ils ne peuvent y être adaptés.

Cependant dans ces conjectures, une circonstance fortuite amena M. Gripouilleau à s'occuper de prothèse ; un malheureux cultivateur de la Ville-aux-Dames avait eu l'avant-bras écrasé dans l'engrenage d'une machine à battre. L'amputation dut être pratiquée au-dessus du coude, et ce pauvre manchot vint quelques mois après prier M. Gripouilleau, dont il connaissait l'esprit inventif, de le mettre à même de continuer son travail.

Sans plus tarder M. Gripouilleau se met à l'œuvre ; il ne connaît aucun des systèmes de bras artificiels inventés jusqu'ici, ni le crochet de Charrière, ni l'appareil de M. de Beaufort, ni celui de M. Bonnet ; il ne se préoccupe nullement de la forme, l'illusion ne l'inquiète pas davantage, il ne voit que le but à atteindre : un appareil peu coûteux avec lequel un manchot puisse cultiver son champ ; il y va tout droit par les moyens les plus simples, et du premier coup il imagine un système de beaucoup préférable à celui qu'on a vu fonctionner à Billancourt. — En adaptant au moignon une douille qui peut être à volonté rendue fixe ou mobile, il a dégagé l'inconnue qui rend si incomplets les appareils de force connus avant le sien ; il a trouvé la solution du problème et il n'a pour exécuter ses idées que le maréchal-ferrant et le bourrelier de son village.

Voilà donc le manchot muni de son bras artificiel. Il peut labourer, pousser devant lui une brouette, exécuter les travaux qui ne demandent que les mouvements de flexion et d'extension du bras ; il se réjouit déjà et remercie son médecin qu'il appelle doublement son sauveur ; mais bientôt il va être arrêté par une difficulté imprévue. Il y a un genre de culture très-employé dans les varennes de la Loire, et qui se nomme virer à la pelle ; il faut, pour exécuter ce travail, enfoncer profondément la bêche dans la terre, soulever la motte et la retourner sur place, trois temps parfaitement distincts et qui exigent chacun un mouvement différent ; l'extension forcée du bras aidée du poids de tout le corps, sert à enfoncer la pelle ; la flexion est mise en jeu pour soulever la motte ; mais, pour la retourner, il faut un mouvement de rotation ; or, c'était précisément ce dernier mouvement qui manquait à l'appareil. Le manchot se fatiguait en effort désespérés pour retourner sa motte de terre, il avait beau s'y prendre de toutes les manières, chercher par toutes sortes de contorsions à suppléer au mouvement absent, il ne parvenait qu'à jeter loin de lui sa pelletée de terre. — Un jour qu'il assistait à ces tentatives infructueuses et qu'il les observait attentivement, M. Gripouilleau fut frappé de ce défaut de rotation ; une idée lui traverse l'esprit : « Venez chez moi demain matin, dit-il au manchot, je vais d'ici là trouver le moyen de faire tourner sur lui-même le manche de votre pelle, c'est là tout le secret de l'affaire, et vous pourrez virer. » — Le lendemain, en effet, le manchot arrive avec le jour ; il introduit le manche de sa bêche dans une douille modifiée, il se met au travail avec confiance, et la bêche s'enfonce dans la terre, soulève la motte, tourne sur elle-même comme par enchantement, et en un instant elle retourne un carré de jardin. — Dès lors l'appareil était complet ; il pouvait produire tous les mouvements du bras et de l'avant-bras, la flexion, l'extension et la rotation sur l'axe, il ne s'agissait plus que de l'approprier à tous les travaux de l'agriculture, et comme c'était alors l'époque des moissons, chaque jour amenait son perfectionnement : le râteau, la bêchette à sarcler, la faux purent bientôt être maniés aussi dextrement que la pelle; quelques mois après il fallait tailler la vigne, et le crochet de fer qui remplace la préhension des doigts fut imaginé. — Enfin, Messieurs, vous avez pu voir au mois de mai dernier, fonctionner l'appareil, et vous êtes assurés qu'il était apte à tous les travaux des champs.

Vous l'avez encore vu au Comice agricole de St-Avertin, et ce jour-là, vous avez récompensé les efforts de votre collègue en lui décernant une récompense exceptionnelle, la médaille du Prince Impérial.

Quelques semaines plus tard, M. Gripouilleau invitait les médecins et chirurgiens de l'hôpital, les médecins militaires de la garnison et les élèves de l'école de médecine, à une nouvelle expérience. Pendant plus d'une heure, l'assemblée suivit avec intérêt les exercices de deux manchots.

Le premier, amputé du bras, agriculteur de sa profession, mania la charrue, la pelle et la faux avec autant de rapidité, de force et de précision que s'il eût été en possession de ses deux bras.

Le second, amputé de l'avant-bras, jeune homme de 23 ans, qui travaille aux terrassements de la ligne du chemin de fer de Vierzon, fit comprendre par la rapidité qu'il mit à creuser une tranchée, à parer un talus, à charger un tombereau, qu'il pouvait compter, depuis qu'il a son appareil, au nombre des meilleurs ouvriers de son escouade.

Dix manchots sont déjà munis de l'appareil de M. Gripouilleau, et ont repris les travaux que leur mutilation les avait obligés d'interrompre.

Heureux des services que son appareil peut rendre à ses semblables, fier des félicitations et de la récompense que vous lui avez décernées, M. Gripouilleau a voulu encore avoir la sanction de la Société impériale de chirurgie de Paris.

Déjà M. le docteur Tillaux en rendant compte, devant les membres de cette société savante, de l'appareil de notre collègue et le comparant à ceux connus jusqu'à ce jour, a dit que par la disposition spéciale de sa douille, il accomplissait un progrès important sur tous les appareils de force destinés à suppléer au bras, et qu'il était bien préférable encore par la grande modicité de son prix. (L'appareil de M. Gripouilleau revient à 25 francs.)

En résumé, Messieurs, si nous comparons l'appareil de M. Gripouilleau à tous les systèmes imaginés jusqu'ici pour remplacer le membre supérieur, nous voyons qu'il ne ressemble à aucun de ceux qui ont été construits sur le modèle plus ou moins modifié de Van Peetersen ; que, ne cherchant point à reproduire la forme du bras, mais seulement à suppléer à ce membre absent dans les travaux les plus pénibles, il ne peut être mis en parallèle qu'avec les appareils de force de MM. Charrière, de Beaufort et Brunet, et qu'immédiatement sa supériorité éclate incontestable. Tandis, en effet, que ces derniers appareils ne jouissent que de mouvements bornés, et par suite ne peuvent avoir que des applications restreintes; celui de M. Gripouilleau, au contraire, qui possède tous les mouvements du bras, peut servir à tous les exercices agricoles.

Ce qui ressort encore de l'étude de ce mécanisme si ingénieux, c'est qu'il s'adapte non-seulement à la culture, mais aussi à tous les genres de terrassements, et l'on comprend la grande utilité de cette invention, si l'on songe à tant de malheureux jeunes gens mutilés dans les travaux de la guerre, et qui pourront encore, grâce à M. Gripouilleau, fournir à nos campagnes des travailleurs actifs et laborieux.

Tours, le 12 juin 1869.

Dr L. Bodin.

RAPPORT

PRÉSENTÉ A L'ACADÉMIE IMPÉRIALE DE MÉDECINE

PAR M. LE DOCTEUR BROCA

SUR LA PROTHÈSE DU MEMBRE SUPÉRIEUR

ET SUR LE BRAS ARTIFICIEL

DE M. GRIPOUILLEAU, MÉDECIN

à Montlouis (Indre-et-Loire)

MESSIEURS,

M. le Ministre de l'Agriculture et du Commerce a demandé l'avis de l'Académie sur la valeur d'un bras artificiel inventé par M. Gripouilleau, médecin à Montlouis (Indre-et-Loire).

Cet appareil est exclusivement destiné aux manchots qui exercent la profession agricole. Quoique les agriculteurs soient moins exposés aux graves lésions des membres que les ouvriers employés dans certaines industrie, ils reçoivent trop souvent encore, dans l'exercice de leur rude profession, des blessures qui nécessitent l'amputation. Sujets, comme tout le monde, aux affections spontanées des os et des articulations, et presque toujours éloignés des établissements hospitaliers, ils reçoivent rarement en temps opportun les soins convenables, et, lorsqu'ils se font enfin admettre dans un hôpital, le mal est souvent parvenu à une période où la conservation du membre est devenu impossible. En outre, la plupart des soldats et par conséquent la plupart des amputés de l'armée retournent à la campagne, au milieu de leurs familles, où ils ne peuvent généralement exercer d'autre profession que celle des agriculteurs. Si l'on songe maintenant que la classe agricole est de beaucoup la plus nombreuse, on est autorisé à penser que les individus auxquels l'invention de M. Gripouilleau peut rendre service doivent former la grande majorité du nombre total des manchots.

Cette intéressante catégorie d'amputés n'a pas obtenu jusqu'ici, de la part des chirurgiens et des fabricants, toute l'attention qu'elle mérite. Pendant longtemps, il faut bien le dire, les appareils prothétiques du membre supérieur ont été considérés comme des objets de luxe, destinés aux riches. Il n'entre pas dans le plan de ce rapport d'exposer les moyens ingénieux et compliqués à l'aide desquels on a pu rétablir non-seulement la forme, mais encore les mouvements les plus essentiels du membre mutilé. Cette partie de la prothèse avait déjà fait de grands progrès au XVIe et au XVIIe siècle ; elle est parvenue de nos jours à un état de perfection tout à fait remarquable. C'est presque une merveille de voir comment les mouvements des muscles du moignon peuvent être transmis aux nombreuses pièces du membre artificiel, et les mettre en jeu de manière à y produire à volonté l'extension et la flexion des doigts, l'opposition du pouce, la flexion de l'avant-bras, et jusqu'au mouvements de pronation et de supination. Mais ces admirables mécanismes sont extrêmement coûteux. Ils ont été construits exclusivement pour les riches, qui seuls peuvent les payer, qui seuls d'ailleurs peuvent en tirer parti. C'est qu'en effet les bras artificiels automobiles, c'est-à-dire obéissant à la volonté, ne peuvent acquérir qu'aux dépens de leur solidité les mouvements multiples et délicats qui en font tout le prix. Ils ne peuvent déployer qu'une force de préhension médiocre, tout à fait insuffisante pour le travail des manouvriers. C'est pour ce motif d'utilité plus encore que pour des raisons d'économie, qu'on s'est peu occupé jusqu'ici de perfectionner les moyens de prothèse applicables aux manchots de la classe pauvre. On se borne généralement à adapter sur leurs moignons un appendice rigide d'une longueur convenable, composé d'une seule pièce, et terminé par un crochet en fer à l'aide duquel ces malheureux peuvent soulever des fardeaux et exécuter quelques travaux grossiers, fort mal rémunérés.

Je m'empresse d'ajouter toutefois que, dans ces dernières années, un inventeur ingénieux, mû par un pur sentiment de philanthropie, M. de Beaufort, a réussi à simplifier à tel point le mécanisme des bras artificiels automobiles, que ces appareils, ordinairement si dispendieux, peuvent être maintenant mis à la disposition des pauvres. Il est parvenu à ce résultat en supprimant tous les mouvements, à l'exception du mouvement du pouce· La main de bois qui termine son bras artificiel ne se compose que de deux pièces, dont une seule, celle qui représente le pouce, est mobile, A l'état de repos, ce pouce, attiré par un ressort en caoutchouc, est appliqué sur le bord externe de l'index, qui est légèrement fléchi ; une corde, mue par une courroie qui entoure l'épaule et qui obéit aux mouvements du moignon, permet de vaincre la résistance du ressort et de produire à volonté l'écartement du pouce ; l'espace interdigital s'ouvre ainsi comme une pince, qui se referme d'elle-même dès que l'action musculaire qui en a déterminé l'ouverture vient à cesser. Le manchot peut donc ainsi saisir et lâcher les objets, ce qui est la fonction la plus essentielle de la main. M. de Beaufort, en se limitant à cette indication unique, a pu faire descendre le prix du bras automobiles à un extrême bon marché, sans lui rien faire perdre de sa solidité et de sa légèreté ; et, pour que le bénéfice en revînt tout entier aux malheureux, il a généreusement cédé ses droits d'invention à un fabricant, sous la seule condition de livrer cet appareil *aux pauvres* et à l'*Assistance publique*, au prix de 25 francs. Chargé, il y a déjà six ans, par M. le Directeur de l'Assistance d'étudier le bras Beaufort et d'en apprécier l'utilité, j'ai eu plusieurs fois l'occasion de l'appliquer soit sur des amputés de mon service, soit sur des femmes admises comme infirmes à la Salpêtrière par suite de la perte de leur bras droit. En très peu de de jours, les individus amputés soit de l'avant-bras, soit du bras, ont appris à combiner les mouvements de leur moignon, de manière à mouvoir facilement et rapidement leur pouce artificiel, à saisir à volonté leur verre, leur cuiller, tous les objets de même volume ou d'un volume plus petit, tels qu'un crayon, une plume, un poinçon, et même une aiguille. Par exemple, une femme amputée du bras droit, put, dès le quatrième jour après l'application de l'appareil, écrire à M. Husson et à M. de Beaufort des lettres de remercîment parfaitement lisibles. Peu de jours après elle savait coudre : naturellement, c'était avec sa main gauche, déja exercée depuis longtemps, qu'elle poussait son aiguille, mais c'était avec sa main artificielle qu'elle plissait son linge, le tenait et le tendait. Elle enfilait elle-même son aiguille, en la fixant sous son pouce de bois et en dirigeant le fil avec sa bonne main. Sur le rapport favorable que je lui en adressai, M. Husson voulut bien décider que désormais le bras Beaufort serait, sur un simple bon des chefs de service, mis à la disposition des amputés des hôpitaux ; et nous devons l'en remercier sans aucun doute, mais nous devons en remercier surtout M. de Beaufort, qui, par son habileté et son désintéressement, a mis son invention à la portée des ressources de l'administration de l'Assistance publique.

Pour les besoins usuels de la vie, pour les légers travaux de la main, tels que la couture, l'écriture, et généralement pour les professions qui exigent plus d'adresse que de force, le bras Beaufort rend presque les mêmes services que les bras artificiels compliqués et coûteux. L'addition d'un crampon amovible, comparable à celui des anciens bras à crochet, permet en outre de soulever et de porter des fardeaux assez lourds. La plupart des femmes de la ville et beaucoup d'ouvriers peuvent s'en servir pour gagner leur vie : c'est un grand progrès que nous devons nous empresser de constater.

Mais le bras automobile ne peut servir aux ouvriers qui sont obligés d'empoigner fortement, et de manier avec l'une et l'autre main des outils lourds et volumineux. En effet, les objets saisis par la main artificielle n'y sont fixés que par l'action uniforme d'un ressort, dont la force ne peut être que très-médiocre, puisqu'elle doit pouvoir céder à l'action très-indirecte et très-éloignée des mouvements de l'épaule. De sorte que, si M. de Beaufort a résolu le problème de rendre leur profession à une certaine catégorie de manchots, il en reste une autre catégorie qui ne peut tirer aucun parti de son invention, et qui comprend non-seulement les individus voués aux rudes travaux des champs, mais encore les maçons, les menuisiers, les charpentiers, les charrons, et tous les ouvriers qui gagnent leur vie à la force de leurs bras.

Il importe d'étudier avec une sollicitude toute particulière les appareils prothétiques destinés aux manchots de ces nombreuses professions,

Ici, il ne s'agit plus d'obtenir des mouvements partiels et délicats comme ceux qu'exécutent le bras-Beaufort, mais des mouvements d'ensemble où le bras puisse déployer toute sa force ; et il faut, de plus, que ces mouvements puissent se transmettre directement aux instruments dont l'ouvrier doit se servir. Or, ces instruments varient suivant les professions, et varient même quelquefois beaucoup dans la même profession. Ainsi, le cultivateur doit pouvoir manier tour à tour la bêche, la pelle, la faux, la charrue ; le menuisier doit pouvoir employer alternativement le ciseau, la scie, le rabot, la hache, etc., et chacun de ses instruments doit être saisi d'une manière particulière. Il faut donc, à la place de la main qui pourrait les saisir tous indistinctement, fixer à l'extrémité du membre artificiel une armature différente pour chacun d'eux ; et il faut en outre que l'ouvrier puisse lui-même, avec sa bonne main, et sans aucun secours étranger, changer ou modifier cette armature toutes les fois qu'il change d'instrument.

Cette indication est trop simple pour n'avoir pas été comprise de tout temps ; ainsi il y a longtemps qu'on a adapté à l'extrémité du bras à crochet, à côté du crochet ou sur sa base, une petite mortaise où se fixe la fourchette ou le couteau. Beaucoup de manchots ont su utiliser d'eux-mêmes cette petite mortaise, ou tout autre mécanisme analogue, pour arriver à manier divers autres objets, et il est probable que plus d'une fois ils ont dû, avec le concours des fabricants, parvenir à exécuter ainsi, avec leur membre artificiel, quelques-uns des travaux de leur profession. Mais ces essais sont restés inconnus pour la plupart, et le plus souvent d'ailleurs ils étaient trop incomplets, trop imparfaits, d'une utilité trop restreinte et trop individuelle, pour mériter de figurer dans l'histoire des progrès de la prothèse.

S'il m'était permis de m'en rapporter aux faits qui sont venus à ma connaissance, je dirais que M. Mathieu est le premier fabricant qui se soit proposé de rendre aux ouvriers manchots le maniement de tous leurs instruments, à l'aide d'armatures métalliques multiples, amovibles et diversement disposées. J'ai fait partie, il y à près de deux ans, d'une commission de médecins et de chirurgiens des hôpitaux, chargés par M. le directeur de l'Assistance publique, d'étudier dans l'Exposition universelle les appareils et instruments qui pouvaient être introduits avec avantage dans les services hospitaliers. La question de la prothèse des membres fut une de celles que nous dûmes étudier avec le plus de soin. Nous trouvâmes dans les sections étrangères, surtout dans la section de l'Autriche et dans celle des États-Unis, d'admirables modèles de membres artificiels qui pouvaient souvent disputer la palme à ceux de la section française : mais ces objets de luxe n'étaient pas fait pour les ouvriers, et n'auraient même pu leur être d'aucun secours, quand même ils auraient été à la portée de leur bourse. Ce fut seulement dans la section française que nous trouvâmes des améliorations utiles aux amputés de la classe pauvre. Pour ne parler que de la prothèse des membres supérieurs, et sans revenir sur le bras-Beaufort déjà mentionné, notre attention se fixa particulièrement sur le bras construit par M. Mathieu pour les charpentiers et les menuisiers, et sur le *bras agricole* inventé par M. Bonnet, sellier à Nérac (Lot-et-Garonne). Ces deux bras, malgré la différence de leurs usages, se ressemblent beaucoup. Leur mécanisme est le même et leur construction repose sur le même principe, savoir : la fixité du support et la multiplicité des armatures amovibles. De ces deux bras artificiels le premier en date est celui de M. Mathieu. L'un des manchots qu'il présenta à la commission de 1867, était un menuisier dont le membre artificiel servait déjà depuis dix ans. L'invention de M. Bonnet, de son propre aveu, était beaucoup plus récente, mais n'était pas moins utile.

La commission s'étant réunie à Billancourt, dans le but spécial d'assister au travail des manchots, le menuisier de M. Mathieu exécuta devant nous, avec la plus grande facilité, tous les travaux de son état, déployant autant de force et d'adresse que tout autre ouvrier de sa profession. Il portait dans sa poche les diverses armatures destinées à manier le rabot, la scie, le ciseau, le vilebrequin, le maillet; il les changeait en un clin-d'œil, suivant les instruments qu'il voulait saisir, et il nous fut facile de le croire, lorsqu'il nous affirma qu'il était un des ouvriers les mieux payés de son atelier. M. Mathieu fit également travailler devant nous un manchot charpentier, qui dépeça très-aisément le bois avec des instruments qu'il n'avait jamais touchés.

Dans la même séance, M. Bonnet présenta à la commission deux manchots munis du bras qu'il a justement nommé le *bras agricole*. L'un d'eux était amputé de l'avant bras, l'autre du bras. Grâce à la disposition ingénieuse et à la combinaison très-étudiée des pièces mobiles de l'armature, ces hommes maniaient avec beaucoup de force et de précision tous les outils usités dans les travaux de la campagne. Nous les vîmes bêcher, faucher, labourer, lancer la terre haut et loin avec la pelle, atteler et dételer la charrette et la charrue, et tout cela, avec des instruments pris au hasard dans le matériel agricole de Billancourt. Le seul travail qui ait exigé un instrument pourvu d'un manche spécial est celui de la plane ou couteau à deux manches, dont les paysans se servent souvent pour fabriquer des pieux ou tailler le bois. M. Bonnet a dû pour remplacer les mouvements de pronation et de supination de la main, fixer une articulation en fer sur l'une des poignées de la plane, et, de la sorte, le maniement de cet instrument est devenu tellement facile, qu'un manchot de l'hôtel des Invalides, essayant pour la première fois devant nous le bras agricole, a pu du premier coup tailler très-aisément une pièce de bois. L'année dernière, j'ai fait venir de Nérac un bras agricole pour un jeune paysan à qui j'avais récemment amputé l'avant-bras et qui n'avait jamais essayé aucun appareil prothétique. Ce jeune homme put, dès le premier jour, manier fort bien devant moi et devant tous les élèves du service, dans le jardin de l'hôpital de la Pitié, tous les instruments agricoles que l'on mit à sa disposition.

M. Bonnet mérite donc des éloges pour avoir le premier imaginé et construit un système complet d'armatures mobiles, à l'aide desquelles les manchots de la classe agricole peuvent exécuter tous les travaux de leur profession. Il l'a fait de lui-même, à force de persévérance, sans direction, sans rémunération et sans autre but que celui de rendre au travail et au bien-être de pauvres manchots qu'il connaissait. Puis, désirant que son invention pût profiter à d'autres malheureux, et espérant aussi en tirer un bénéfice bien légitime, il est venu à l'Exposition universelle, accompagné de deux amputés, dont il a payé le voyage et le séjour. Cette dépense était un peu lourde pour un simple artisan, et il n'est pas étonnant, il est même tout naturel que M. Bonnet ait été conduit à élever un peu trop le prix de son bras agricole. La commission hospitalière de l'Exposition universelle m'ayant fait l'honneur de me choisir pour son rapporteur, j'appelai l'attention de M. le directeur de l'Assistance publique sur l'utilité de ce bras, sur les services qu'il pouvait rendre à quelques-uns de nos amputés, et M. Husson donna aussitôt l'ordre d'en déposer deux exemplaires dans le Magasin central. Cette acquisition a coûté 200 francs, et le troisième bras qui a été acheté à Nérac, l'année dernière, pour mon amputé de la Pitié, a encore coûté 100 francs. Ce prix est évidemment beaucoup trop élevé pour une administration qui doit toujours viser à l'économie. D'ailleurs, M. Bonnet, voulant se réserver exclusivement la fabrication du bras agricole, et craignant que le bénéfice de son invention ne lui fût enlevé par d'autres fabricants, a refusé jusqu'ici d'établir un dépôt à Paris. Dans de pareilles conditions, lorsqu'il s'agit d'un appareil qui doit être disposé spécialement pour chaque amputé, suivant le volume et la largeur du moignon, la fourniture est devenue à peu près impossible, — de telle sorte que l'invention de M. Bonnet, si précieuse qu'elle soit pour les manchots de sa localité, n'a pu jusqu'à présent être utilisée dans la pratique générale.

Un bras agricole doit remplir deux conditions : il faut d'abord sans doute qu'il soit solidement construit, et qu'il permette de manier facilement tous les instruments de l'agriculture ; mais il faut, en outre, cela n'est pas moins essentiel, qu'il soit livré à bon marché dans le commerce, puisqu'il n'est destiné qu'à de pauvres gens. M. Bonnet a parfaitement rempli la première de ces deux conditions, mais non la seconde. On ne peut donc pas dire que le problème du bras agricole ait été complétement résolu par cet inventeur. Mais, presque en même temps que lui, un médecin de campagne, M. Gripouilleau (de Montlouis, Indre-et-Loire), s'occupait de la même question, et réussissait à réunir dans le bras agricole la double condition d'une efficacité parfaite et d'un extrême bon marché.

Le bras agricole de M. Gripouilleau est construit sur le même principe que celui de M. Bonnet, et que le bras industriel de M. Mathieu. C'est toujours un levier rigide, adapté d'une part sur le moignon et sur l'épaule par les moyens déjà connus, et supportant à son autre extrémité des armatures métalliques multiples et amovibles, destinées à saisir les divers instruments de l'agriculture. Quoique l'invention de M. Gripouilleau soit postérieure à celle de M. Bonnet et postérieure aussi, je pense, à l'ouverture de l'Exposition universelle, il me paraît probable que le le médecin de Montlouis ignorait jusqu'à l'existence du bras-Bonnet. Vous le concevrez sans peine, si vous songez que le bras-Bonnet a été exposé, mais non publié, et que le rapport dans lequel je l'ai signalé à l'attention du directeur de l'Assistance est resté inédit (1). Il est certain en tous cas que, si le

(1) La première exhibition publique du bras Gripouilleau a été

principe général de construction est le même, les procédés d'application sont essentiellement différents. Les armatures du bras-Gripouilleau sont moins nombreuses, et en général plus simples. Le mécanisme des ajustages, la disposition des charnières, le mode de préhension des instruments, et quelque fois même jusqu'à la répartition du travail entre le bon bras et le bras artificiel, tout est conçu et réalisé autrement que sur le bras-Bonnet. Ces différences sont tantôt à l'avantage du bras-Gripouilleau, tantôt à l'avantage de l'autre, mais la vérité est que ces deux bras sont également bons, qu'ils permettent l'un et l'autre de manier avec la même force, la même précision et la même facilité, tous les instruments agricoles, et d'exécuter par conséquent tous les travaux de l'agriculture et de terrassement.

Je n'ai pas vu fonctionner moi-même le bras Gripouilleau ; mais l'étude que j'ai faite de cet appareil ne me laisserait aucun doute sur son efficacité, quand même je ne connaîtrais par les résultats des expériences publiques qui ont été faites à plusieurs reprises en présence de très-nombreux témoins, devant la Société d'agriculture d'Indre-et-Loire (2 mai 1868), devant le comice agricole de Saint-Avertin qui a décerné sa grande médaille à l'inventeur (23 août 1868), et en-

---

faite le 2 mai 1868, devant la Société d'agriculture d'Indre-et-Loire. La fabrication de ce bras datait déjà de plus de six mois. Mais les bras-Bonnet avaient été exposés à Billancourt dès le mois de septembre 1867.)

fin devant les médecins et chirurgiens de l'hôpital de Tours, auxquels s'étaient joints un grand nombre de médecins de la ville et d'élèves de l'École de médecine. A la suite de cette dernière séance, qui a eu lieu le 26 septembre dernier, dans le jardin de l'hôpital de Tours, et qui a duré plus d'une heure, les médecins et chirurgiens de cet établissement ont rédigé un procès-verbal, où ils ont écrit en ces termes les exercices de deux manchots présentés par M. Gripouilleau.

« Le premier de ces deux manchots, amputés du bras droit, a exécuté avec la plus grande facilité tous les travaux agricoles. La faux, la bêche, la pelle à virer, la charrue, le râteau, le fléau ont successivement passé dans sa main de fer, et les *diverses manœuvres* que chacun de ces *instruments* exige ont été exécutées avec autant de *précision*, de *rapidité* et d'*aisance* que s'ils eussent été maniés par un habile cultivateur en possession de ses deux bras. Cet homme, père de famille, âgé de trente-six ans, se sert depuis plus d'un an déjà de l'appareil que M. Gripouilleau lui a fait construire, et cultive dans le val de la Loire plusieurs arpents de terre, dont l'exploitation lui assure le bonheur et l'aisance pécuniaire qu'il eût vainement cherchée ailleurs avec sa mutilation.

« Le second manchot que M. Gripouilleau avait amené avec lui est un jeune homme de vingt-sept ans, amputé de l'*avant-bras droit*, qui, depuis qu'il est muni de l'appareil prothétique de l'ingénieux médecin de Montlouis, travaille aux terrassements de la ligne du chemin de fer de Tours à Vierzon, et compte parmi les meilleurs ouvriers de son escouade. Il a exécuté devant l'assistance tous les travaux de sa profession, creusé une tranchée, chargé un tombereau, paré un talus, roulé une brouette, ramassé des pierres avec l'appendice en forme de griffe qui termine l'une des pièces de l'appareil ; en un mot, il a montré qu'il n'y avait aucun des travaux du *terrassier* ou du *cantonnier* qu'il ne fut parfaitement capable de faire. »

L'exactitude de ces faits est garantie par la signature de M. Thomas, chirurgien en chef de l'hôpital et professeur à l'École de médecine, de deux chefs de clinique, de deux médecins de l'armée, du médecin du chemin de fer, du directeur de l'hôpital, etc. Elle est d'ailleurs confirmée par les nombreuses photographies que je place sous vos yeux, et où sont représentés les divers exercices des manchots rendus à la vie active par l'invention de M. Gripouilleau.

Je n'hésite donc pas à dire que le bras artificiel de M. Gripouilleau remplit parfaitement et complétement toutes les conditions de force et d'efficacité que l'on peut exiger d'un *bras agricole*. Sous ce rapport, il ne le cède en rien au bras-Bonnet, qui l'a précédé sans toutefois lui servir de modèle. Il est juste d'attribuer à M. Bonnet le mérite d'avoir le premier entrepris de restituer aux manchots de la classe agricole les fonctions de leur membre amputé, d'avoir institué en leur faveur une prothèse spéciale, et de l'avoir fait avec un succès complet. Cette priorité ne diminue en rien le mérite de M. Gripouilleau, qui a conçu la même idée presque à la même époque, et qui l'a réalisée avec non moins de succès. Les deux bras agricoles, je le répète, sont également bons ; mais ce qui constitue, dans la pratique, la supériorité décisive du bras-Gripouilleau, c'est l'extrême modicité de son prix, qui ne dépasse pas 25 francs, et qui est accessible aux bourses les plus modestes. C'est aussi le désintéressement de l'auteur qui laisse son invention dans le domaine public, et qui ne réclame pour lui d'autre récompense que l'approbation de l'Académie.

Cette approbation, Messieurs, vous jugerez, je l'espère, qu'il en est digne. Grâce à lui, les manchots de la classe pauvre ne seront plus condamnés à mandier leur pain et pourront vivre honorablement de leur travail, et vous ne méconnaîtrez pas ce service rendu à l'humanité par un modeste médecin de compagne.

Votre commission a donc l'honneur de vous proposer de répondre à M. le Ministre de l'Agriculture et du Commerce, que l'Académie approuve le bras artificiel inventé par M. Gripouilleau, officier de santé à Montlouis (Indre-et-Loire).

Approuvé.

Paris, 22 juin 1870.

RAPPORT

De Monsieur le Docteur LEFORT

sur

LE BRAS ARTIFICIEL AGRICOLE

Inventé par M. GRIPOUILLEAU

M. le docteur Léon Lefort a été chargé par la Société impériale de chirurgie, de présenter un rapport sur le bras artificiel inventé par M. le docteur Gripouilleau, de Montlouis. Après avoir établi, entre l'appareil de M. de Beaufort et celui de M. Gripouilleau, un parallèle tout à l'avantage de ce dernier, M. Lefort s'est exprimé en ces termes : (1)

« Je me hâte d'ajouter que l'on ne demande à l'appareil de M. de Beaufort, c'est-à-dire à l'appareil de Van Peetersen, simplifié et rendu pécuniairement plus pratique, que ce qu'il peut donner, il rend de très-grands services aux individus qui n'ont pas à exercer de travail manuel exigeant quelque force ; il permet aux employés qui guident l'étranger dans des bureaux des administrations, aux petits rentiers, aux militaires pen-

(1) L'inventeur à eu l'honneur de présenter un de ses manchots, muni du bras artificiel de son invention, devant Messieurs les Membres de la Société impériale de Chirurgie, dans sa séance du 21 avril 1869. La veille, cet homme avait exécuté tous les travaux pénibles de culture et de terrassement des jardins de Clamart.

sionnés, de tenir un journal, quelques papiers, une canne, de saluer même du chapeau. Mais on aurait tort de lui appliquer le titre immérité de prothèse du pauvre ; le pauvre n'a pas seulement besoin d'un appareil peu coûteux, il lui faut un appareil solide, avec lequel il puisse manier ses outils, déployer une certaine force ; il veut se servir de sa main artificielle, non pour la tendre à l'aumône, mais pour qu'elle lui permette de gagner son pain et celui de sa famille.

Cette condition importante entre toutes est merveilleusement réalisée, pour ce qui concerne les agriculteurs et les terrassiers, par le bras de M. Gripouilleau. Ici rien n'est donné à l'élégance et à l'illusion, tout est donné à la force et à l'utilité pratique. Voici comment il est disposé : le moignon est entouré d'une manche en toile solide, fixée sur l'épaule et autour du corps par des courroies de même nature. A l'autre extrémité cette manche s'attache autour d'une sorte de calotte hémisphérique en bois, percée à son centre d'outre en outre. Dans ce trou s'engage un pieu de fer, se terminant du côté du bras par une tête aplatie, et du côté libre et saillant au dehors par une mortaise. Dans cette mortaise est reçue la tête aplatie, à forme de lame, d'une tige de fer représentant l'avant-bras ; et celle-ci, bifurquée également en bas, s'articule avec une troisième pièce représentant la main.

« Cette main est tantôt constituée par un anneau s'il

s'agit de faucher, par une douille s'il faut manier la pelle ou la pioche, par un crochet s'il faut tailler la vigne ou soulever un fardeau, traîner la brouette, et la pièce antibrachiale se met ou se supprime selon la nature du travail. Le principe du bras de M. Gripouilleau est une extrême mobilité dans tous les sens.

« J'ai eu récemment l'occasion de l'utiliser sur un de mes malades que j'avais dû amputer du bras l'année dernière. Cet homme, incapable de travailler et de pouvoir nourrir sa famille, implora mon secours pour lui faire fabriquer quelque chose qui pût lui permettre de se livrer aux travaux des champs. J'étudiai particulièrement alors la prothèse du membre supérieur, et mon attention était spécialement attirée sur le bras de M. Gripouilleau ; je fis venir le malade à l'hôpital Cochin et je lui fis, avec l'autorisation de l'administration, constuire par M. Guillot un bras qui, malgré quelques modifications, n'était après tout que le bras de M. Gripouilleau.

« Cet appareil, pour lequel on peut assez justement parodier un mot tristement célèbre, cet appareil fit merveille. Le malade n'eut besoin d'aucun apprentissage pour s'en servir. M. Husson, directeur général de l'assistance publique, voulut bien se rendre à Cochin pour voir travailler le malade. Il pouvait faire tout ce que fait un terrassier : manier la pelle, la bêche, la pioche, charger une brouette, la traîner, la vider ou la retournant. Les photographies que j'ai prises à l'hôpital vous le montrent fauchant la prairie dans laquelle se construisent nos tentes d'hôpitaux ; ailleurs, tenant sa pelle pleine de charbon, remplissant une hotte placée à hauteur d'homme, traînant une brouette chargée de plus de 100 kilogrammes de charbon, et tout cela, je le répète, il put le faire du premier coup et si, au lieu de vous présenter le malade, je ne vous présente que ses photographies, c'est que dans son bonheur, qui se traduisait par des larmes de joie, il voulut retourner de suite auprès des siens, et leur gagner, par son travail, ce pain qui lui manquait souvent depuis sa mutilation, et les tirer de la misère grâce à l'invention de notre confrère.

« A cet appareil revient donc le titre de prothèse du pauvre, il permet le dur travail du manouvrier, de l'homme des champs, du terrassier, et si son prix n'est pas à Paris de 25 francs comme à Montlouis, il est peu élevé, puisqu'il ne monte pas au delà de 30 à 40 francs.

« En résumé, Messieurs, nous ne pouvons que féliciter M. Gripouilleau de son ingénieuse invention, et nous féliciter d'avoir enfin les moyens de pouvoir rendre le travail manuel possible à bien des malheureux, qui sans cet appareil seraient voués à la misère. »

Paris, 23 *juin* 1869.

EXPÉRIENCES PUBLIQUES.

I

Le quatorze avril mil huit cent soixante-huit,

Nous, maire de Montlouis, soussigné, avons assisté, en présence des membres du conseil municipal et d'un nombreux concours de personnes notables de la commune à une séance prothétique, dont le résultat a laissé l'assemblée sous l'émotion la plus sympathique pour M. Gripouilleau, médecin à Montlouis, que l'on ne saurait trop féliciter au sujet d'un appareil de prothèse excessivement simple, fort peu coûteux (25 francs environ), et cependant très-complet, au moyen duquel cet ingénieux praticien a su rendre possibles tous les travaux agricoles sans exception, à un malheureux infirme, condamné naguère au désœuvrement, par suite d'un accident dont voici l'exposé :

Le 8 septembre dernier, le nommé Besnard, Georges,

cultivateur à la Ville-aux-Dames, père de famille, âgé de 36 ans, en manœuvrant une batteuse agricole, eût l'avant-bras droit broyé dans les engrenages de la machine qu'il faisait fonctionner. Déjà infirme des suites d'une nécrose qui l'avait privé de la clavicule droite et rendu boiteux, cet homme se trouvait, à la suite de l'amputation du bras qui fut pratiquée immédiatement au-dessus du coude, dans l'impossibilité de se livrer à aucun travail.

Ce courageux ouvrier agricole était réduit au désespoir, lorsque M. Gripouilleau touché de son infortune et dans le but de lui rendre possible la continuation de ses travaux champêtres, ainsi que les moyens de vivre honorablement de son travail, voulut remplacer le bras amputé et mettre Besnard en état de se servir aisément de l'appareil prothétique qui devait tenir lieu du membre supprimé.

Le résultats ont répondu à ce qu'en attendait l'habile praticien. Au moyen d'appareils de la plus ingénieuse simplicité, peu coûteux, nous insistons sur ce dernier point, et très-suffisants, appareils inventés et perfectionnés par notre intelligent médecin, l'assemblée nombreuse qui assistait à cette intéressante expérience à vu Georges Besnard se livrer sans difficulté et sans fatigue à tous les travaux des champs ; labourer, bêcher à la pelle, au pic, piocher la terre, rouler la brouette, faucher, faner, sarcler, battre au fléau, tailler la vigne, et, en un mot, exécuter avec son appareil tous les mouvements de flexion, d'extension et de pronation qu'une personne valide peut accomplir.

Les assistants, après avoir chaleureusement félicité M. Gripouilleau sur ces résultats si satisfaisants et surtout si philanthropiques, nous ont prié, en témoignage de reconnaissance, de donner à ce noble praticien le compte-rendu écrit de cette séance qui lui fait tant d'honneur, ce que nous avons fait avec empressement, heureux de notre côté de saisir cette circonstance pour lui témoigner personnellement notre estime, et lui adresser nos sincères remerciements, non-seulement pour le service important qu'il vient de rendre au sieur Besnard, mais encore pour le zèle et les soins intelligents et désintéressés qu'il donne depuis vingt et un ans, aux indigents de notre commune.

Signé : NAU-DOUZILLÉ, *maire* ; DAVID, *adjoint*, etc.

II

Le samedi 2 mai 1863, M. Goüin, maire de Tours, et plusieurs membres de la Société d'agriculture, auxquels s'étaient joints quelques médecins de notre ville, assistaient dans un terrain vague de la rue de l'Archevêché à une intéressante expérience. Un cultivateur de la commune de la Ville-aux-Dames, qui, l'an dernier, avait eu le bras droit broyé par une machine, avait dû subir l'amputation de ce membre un peu au-dessus du coude. En présence d'une pareille mutilation, personne n'eût peut-être hésité à déclarer l'infortuné cultivateur hors d'état de se livrer désormais aux travaux des champs. Heureusement l'honorable médecin de Montlouis, M. Gripouilleau, déjà si connu par ses remarquables préparations anatomiques et par ses nombreux travaux sur l'agriculture n'en a pas jugé ainsi. Il a pensé qu'à l'aide de quelques appareils simples et peu coûteux, il y avait moyen de tirer parti des mouvements assez énergiques que les muscles de l'épaule imprimaient à un moignon d'une longueur encore suffisante. On sait que la solution de ce problème a été tentée depuis longtemps, avec plus ou moins de succès, par nos plus habiles constructeurs d'appareils chirurgicaux, et que ce n'est pas d'aujourd'hui que date la construction des membres artificiels. Mais les résultats obtenus par ces artistes servaient plutôt à dissimuler à un œil peu attentif une fâcheuse mutilation, qu'à donner à l'amputé des moyens efficaces de suppléer à la perte du membre et d'en reproduire les principaux mouvements avec précision.

Dans le cas qui s'offrait à M. Gripouilleau, il ne

s'agissait pas de doter sou client d'un appareil coûteux et compliqué destiné à faire une passable figure sous la manche d'un habit et sous un gant habillement rembourré, ainsi qu'à produire à grand renfort de ressorts de leviers, de poulie de renvoi, des mouvements qui ne sauraient être, malgré l'habileté merveilleuse déployée par quelques constructeurs, qu'une assez triste parodie de nos mouvements naturels. Ici il n'y a pas d'illusion à produire et le trompe-l'œil est hors de saison. Un petit nombre de pièces de fer que l'amputé peut, lui-même et sans aide, adapter successivemeut avec sa main gauche à l'extrémité d'une solide armature embrassant le moignon droit et qui vieunent se fixer au manche de l'outil qu'il s'agit de manœuvrer, voilà tout le petit arsenal que notre blessé transporte avec lui, et qui suffit pour l'exécution des principaux travaux du laboureur et du terrassier. Faut-il conduire la charrue, manier le râteau ou la houe, la bêche ou la faux, piocher ou rouler la brouette: faut-il sarceler, aiguiser la lame de la faux, saisir et fixer une branche pour tailler à la serpe, M. Gripouilleau a tout prévu et notre cultivateur a, dans un petit sac pendu à son côté, l'outillage nécessaire à l'exécution de ces opérations variées. — Toutes ces pièces se montent et se démontent à vis avec facilité et promptitude, elles ne présentent aucune dificulté d'exécution. — Elles peuvemt être confectionnées dans les plus pauvres villlages, par tout apprenti serrurier sachant manier la lime, faire une brasure ou taroder un pas de vis, et ne reviennent pas à plus de 25 francs.

M. Gripouilleau a donc résolu, de la manière la plus heureuse le problème qu'il s'était proposé, et une expérience très-concluante a été exécutée samedi dernier à la satisfaction d'une nombreuse assistance, et à la satisfaction plus grande encore du cultivateur qui semblait heureux de montrer la facilité et la rapidité de son travail. Il a manié devant nous la houe du vigneron, a fauché de l'herbe, a aiguisé sa faux lui-même, et a défoncé un sol en friche. Cette dernière opération est sans contredit la plus surprenante à voir exécuter par un manchot; c'est celle qui exige le plus grand nombre de mouvements successifs et variés. Il faut, en effet, enfoncer la bêche à peu près verticalement dans le sol, ramener vigoureusement le manche en arrière et en bas, faire basculer la bêche au tour de la main gauche comme point fixe en abaissant l'extrémité du manche avec le bras droit, puis imprimer à la bêche un mouvement de rotation autour du manche comme axe, afin de laisser retomber la terre. Notre amputé a exécuté tous ces mouvements avec une facilité, une vigueur, un entrain qui ont produit une vive impression sur tous les assistants. D'après le témoignage du maire et de l'adjoint de la Ville-aux-Dames, ce cultivateur fait valoir lui-même sa petite propriété, et grâce à son petit arsenal très-portatif, il fait sans aucun secours étranger toutes les façons de ses champs et de ses vignes. On ne saurait trop féliciter M. Gripouilleau du succès de ses ingénieux appareils; c'est là un beau succès professionnel, et, ce qui est mieux encore, une bonne action.

Signé : DE TASTES, *chevalier de la Légion d'honneur, professeur de physique au lycée impérial de Tours.*

III

Le samedi, 26 septembre 1868, à 9 heures du matin, une assistance nombreuse se trouvait réunie dans les vastes jardins de l'Hôpital général de Tours.

Il s'agissait de voir fonctionner l'appareil prothétique inventé par M. Gripouilleau, médecin à Montlouis.

Déjà à plusieurs reprises, des expériences publiques avaient été faites : 1° le 2 mai, devant les membres de la Société d'agriculture d'Indre-et-Loire qui avait voté l'insertion du compte-rendu de cette séance dans ses mémoires; 2° le 23 août, devant le Comice agricole de Saint-Avertin, qui avait décerné comme récompense à M. Gripouilleau, la grande médaille offerte par Son Altesse le Prince Impérial; mais c'était la première fois que M. Gripouilleau présentait son appareil à l'appréciation d'une réunion exclusivement médicale.

M. Vignerot, directeur de l'Hôpital général, avec une

bonne grâce dont on ne saurait trop le remercier, avait bien voulu mettre à la disposition de M. Gripouilleau, un terrain à cultiver et tous les instruments d'agriculture nécessaires à l'expérience à laquelle il a assisté.

M. le docteur Thomas, chirurgien en chef de l'hôpital ; M. Barnsby, pharmacien en chef de l'hôpital ; M. le docteur Bodin, chef de clinique chirurgicale ; M. le docteur H. Thomas, chef de clinique médicale ; MM. les docteurs Bresse et Emile Lévy, médecins-majors ; M. le docteur Maugeret, médecin de la compagnie d'Orléans ; et un nombre considérable d'élèves de l'École de médecine ont, pendant plus d'une heure, suivi avec le plus grand intérêt les exercices des deux manchots présentés par M. Gripouilleau.

Le premier de ces deux manchots, amputé du bras droit, a exécuté avec une grande facilité tous les travaux agricoles. La faux, la bèche, la pelle à virer, la pioche, la brouette, la charrue, le pic, le râteau, ont successivement passé dans sa main de fer, et les diverses manœuvres que chacun de ces instruments exige ont été exécutées avec autant de précision, de rapidité et d'aisance que s'ils eussent été maniés par un habile cultivateur en possession de ses deux bras. — Un homme âgé de 36 ans, père de famille, se sert depuis plus d'un an déjà de l'appareil que M. Gripouilleau lui a fait construire, et cultive dans le val de la Loire, plusieurs arpents de terre dont l'exploitation lui assure l'existence pécuniaire qu'il eût vainement cherchée ailleurs, avec sa mutilation.

Le second manchot que M. Gripouilleau avait amené avec lui est un jeune homme de 27 ans, amputé de l'avant-bras droit, qui, depuis qu'il est muni de l'appareil prothétique de l'ingénieux médecin de Montlouis, travaille aux terrassements sur la ligne du chemin de fer de Tours à Vierzon, et compte parmi les meilleurs ouvriers de son escouade.

Il a exécuté devant l'assistance tous les travaux de profession, creusé une tranchée, paré un talus, roulé une brouette, chargé un tombereau, ramassé des pierres avec l'appendice en forme de griffe qui termine une des pièces de l'appareil, en un mot il a montré qu'il n'y avait aucun des travaux du terrassier ou du cantonnier qu'il ne fut parfaitement capable de faire.

Il est évident pour toutes les personnes qui ont déjà vu fonctionner l'appareil de M. Gripouilleau, que c'est là une belle et utile invention ; que c'est la solution du problème posé jusqu'ici et jusqu'à présent non encore résolu : *Rendre la prothèse utile aux cultivateurs et aux terrassiers, et accessible à leurs modestes ressources pécuniaires.*

Avec cet appareil dont le prix ne dépasse pas 25 francs, il ne peut plus y avoir de malheureux amputés condamnés à mendier leur pain ; le jeune soldat mutilé dans les travaux de la guerre, peut encore être utile aux champs et vivre honorablement de son labeur.

Laboureur, jardinier, vigneron, agriculteur, terrassier, cantonnier, toutes ces profeesions penvent être facilement remplies par des manchots, et nous sommes heureux de pouvoir affirmer que l'œuvre de M. Gripouilleau est une œuvre essentiellement humanitaire, utile, et destinée à rendre les plus grands services. — Nous saisissons avec empressement cette occasion d'adresser à M. Gripouilleau nos félicitations les plus sincères et nos encouragements.

Ce procès-verbal a été signé par toutes les personnes présentes à l'expérience.

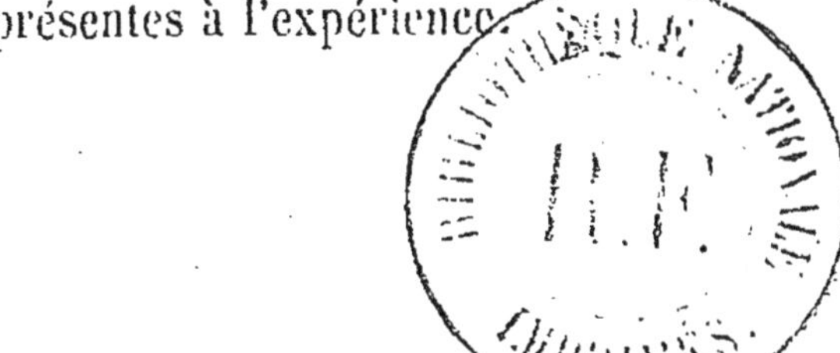

LETTRE DU MINISTRE DE DANEMARCK (1).

Monsieur le docteur,

Par votre lettre du 12 juin 1870, vous m'avez exprimé le désir que le mémoire intitulé : Le *Bras artificiel agricole*, dont vous êtes l'auteur, fut soumis au Collége Royal des médecins de Copenhague et que le jugement que cette assemblée aurait porté sur votre invention, vous fut communiqué.

Je me suis empressé de faire la demande nécessaire à cet effet, et le jugement de l'autorité scientifique dont il s'agit a été formulé dès l'automne de l'année passée, en ce sens que le dit collége, d'accord avec les savants qui se sont antérieurement prononcés sur le bras arti-

(1) Nous avons reçu, en outre, des lettres de félicitation de sa Sainteté le pape Pie IX, de leurs Majestés les rois de Prusse, de Belgique, de Suède, de Norvège, de Hollande, etc.

ficiel agricole, déclare que ce mécanisme mérite les éloges pour sa construction, ingénieuse et simple, sa solidité, la modicité de son prix, qualités qui doivent le faire considérer comme particulièrement propre aux services qu'il est destiné à rendre.

Il regrette que les événements de guerre et les interruptions successives des communications postales et autres aient empêché les légations de vous faire connaître plus tôt l'opinion de l'autorité médicale de Copenhague.

Agréez, monsieur, les assurances renouvelées de ma considération distinguée.

Le Ministre de Danemarck.

Cher Docteur,

Je garde un souvenir ému du spectacle que j'ai eu hier. C'est un service éminent rendu à la Société et un sujet digne du dévouement qui vous a inspiré.

Je vous serre la main bien cordialement et à l'amputé aussi.

Comte de Flavigny (1).

---

(1) Le 20 du même mois j'ai fait travailler un amputé du bras en présence de MM. de Flavigny, président de la Société de Secours aux blessés, Demetz, fondateur de la Colonie Agricole de Mettray, Wilson, député, etc.

Lettre de M. le Dr Geudron de Châteaurenault à M. le Dr de Piétra Sauta à Paris.

Monsieur et très-honoré confrère,

Vous avez certainement remarqué l'insuffisance des appareils de prothèse destinés aux amputés du bras ; le plus souvent ces appareils ne remplissent pas un autre but que de figurer plus ou moins heureusement sous une manche d'habit et aider quelque peu à une illusion complaisante.

Ces appareils sont des objets de luxe et d'un prix généralement élevé. S'agit-il d'un ouvrier des champs, l'appareil se réduit le plus souvent à un crochet adapté au moignon par l'intermédiaire d'une armature dont la pesanteur a obligé plus d'une fois l'amputé à renoncer à faire usage de ce semblant de bras artificiel.

Un honorable et modeste confrère des environs de Tours, M. Gripouilleau, médecin à Montlouis, a inventé un appareil de prothèse avec lequel un homme mutilé d'un bras ou de l'avant-bras peut labourer au moyen de la charrue, bêcher à la pelle pour défoncer un terrain en friche, travail qui exige surtout une force et des mouvements compliqués que l'appareil permet d'executer avec une facilité surprenante, bêcher au pic ou à la houe (culture de la vigne), rouler la brouette et la déverser à droite ou à gauche à la volonté de l'ouvrier, charger un tombereau, piocher la terre, casser des pierres avec une masse, couper et fendre du bois à l'aide d'une hache et d'un maillet, faucher, faner, ratisser, moisonner, battre en grange, tailler la vigne, enfoncer des échalas, porter un fardeau et faire en un mot tous les travaux pénibles de culture et de terrassement.

Cet appareil est léger, solide, fort, simple et coûte de 15 à 20 francs. Les pièces qui le composent peuvent être faites et réparées par le premier maréchal-ferrant de village et bourrelier venus.

A la Ville-aux-Dames, près Tours, un cultivateur amputé du bras droit au-dessus du coude, cultive depuis 18 mois sans le secours de personne, ses champs, fait les façons de ses vignes, grâce à cette utile et importante invention.

Moi-même j'ai adressé à Monsieur Gripouilleau, deux amputés. Le premier mutilé au poignet gauche par un hachoir à écorces, travaille actuellement à l'aide de l'appareil de l'ingénieux médecin de Montlouis, aux travaux de terrassement sur la ligne du chemin de fer de Tours à Vierzon. Le second ayant eu *l'avant-bras* et le *bras* broyés dans un engrenage d'une machine, a dû subir l'amputation du bras au niveau de l'insertion humérale du deltoïde, et ne présente par conséquent qu'un moignon très-court. Ce jeune homme muni de son appareil est encore employé dans l'usine où l'accident lui est arrivé.

Avant d'envoyer ces deux malheureux ouvriers à notre honorable confrère, je m'étais rendu à Montlouis pour assister aux travaux de plusieurs manchots ; en voyant ces malheureux mutilés accomplir les plus rudes manœuvres des travaux des champs : piocher et défoncer le sol, charger et rouler une brouette avec une promptitude et une facilité vraiment remarquable, j'ai été surpris de l'étendue des résultats pratiques, de la simplicité des moyens et surtout du prix peu élevé de cet appareil qui le met à la portée du plus pauvre ouvrier.

Des expériences concluantes, des encouragements bienveillants ont fait connaître dans un faible rayon, les services déjà rendus par M. Gripouilleau ; ce résultat ne me paraît pas proportionné à la portée de l'invention qui me semble être la solution heureuse d'un problème très-important pour toute une classe de malheureux si dignes de nos sympathies. Je désirerais vivement pouvoir vous faire partager ma conviction bien réfléchie sur cette invention dans laquelle l'auteur n'a eu en vue qu'un motif d'humanité.

C'est un devoir pour nous que de chercher à intéresser tous nos confrères à l'encouragement de cette œuvre, à la propagation de cette invention exclusivement philantrhopique, qui promet aux ouvriers mutilés pauvres de pourvoir à leur existence et à celle de leur famille au lieu d'attendre de la charité publique des secours quelquefois insuffisants.

Veuillez agréer,

Dr GENDRON.

Ville-aux-Dames, le 25 avril 1868.

Monsieur le Préfet,

Le maire et le conseil municipal de la Ville-aux-Dames ont déjà eu l'honneur de signaler au premier magistrat du département, au mois de décembre 1863, es services exceptionnels et tout désintéressés que leur avait rendus M. Gripouilleau, médecin à Montlouis, dans deux épidémies fort graves de fièvre typhoïde et de dyssenterie.

Aujourd'hui, monsieur le Préfet, nous sommes heureux de venir signaler de nouveau à votre bienveillant intérêt un ingénieux appareil prothétique inventé par M. Gripouilleau, et grâce auquel il a pu rendre les facultés du travail à un malheureux mutilé de notre commune, le sieur Besnard, a qui on a dû couper le bras droit au-dessus du coude. Au moyen de l'appareil, Besnard se livre à tous les travaux agricoles, comme s'il avait encore la pleine possession de ses deux bras. Et, veuillez le remarquer, ce n'est pas seulement dans une séance extraordinaire qu'il le fait ; mais nous, qui le voyons à l'œuvre, nous pouvons affirmer qu'il travaille constamment tous les jours avec son appareil, et que, non content de cultiver son propre bien, il a pu louer des biens étrangers et même louer son travail.

Ces faits nous ont paru assez intéressants, monsieur le Préfet, pour vous être signalés. En vous les indiquant, nous ne faisons que remplir un devoir de reconnaissance envers M. Gripouilleau, qui ajoute ainsi chaque année à tous les services qu'il nous rend.

Nous sommes, avec respect, monsieur le Préfet,

Le maire de la Ville-aux-Dames,

VERGER.

Mettray, le 20 jauvier 1873.

Monsieur et cher collégue,

Selon le désir exprimé par votre lettse du 16 présent mois, je m'empresse de vous donner les renseignements que vous me demandez sur les résultats de l'application du bras artificiel de votre invention au jeune colon Fromholz, amputé le 14 juillet 1871, du bras droit sur l'humérus, à douze centimètres environ de l'épaule, par MM. les docteurs Cosnard de Gizeux et Papin de

Savigné, le 14 juillet 1871. Fromholz est âgé de dix-huit ans, sa santé a toujours été excellente, il a été employé aux travaux agricoles dès son jeune âge. C'est en travaillant à une machine à battre, chez M. Cail, à la Briche, qu'il a eu le malheur de perdre le bras, l'opération a été très-heureusement et très-habilement pratiquée. Mais ce n'est qu'environ sept mois après que nous avons acheté votre appareil; les premiers essais ont été difficiles jusqu'à ce que Fromholz ait acquis la dextérité et la précision nécessaires pour s'en servir avec avantage.

Dans certains efforts violents, la pression des bords de l'appareil sur le moignon causait une certaine souffrance à l'enfant et aurait fini par le blesser si nous n'y avions obvié, en faisant ajouter une garniture en cuir formant coussin, qui atténue considérablement la douleur.

Depuis, il s'est formé un durillon sur la partie comprimée du moignon, l'appareil n'est plus douloureux et l'inconvénient cité plus haut n'existe plus.

Fromholz est aujourd'hui à la colonie, il fait partie d'un atelier de 20 colons de jardiniers; il exécute comme eux des travaux d'arrosage, ratissage, bêchage, etc. avec une facilité justement appréciée par toutes les personnes qui sont à même de le voir.

Pour moi j'affirme que votre découverte est un véritable bienfait humanitaire, et qu'elle est appelée à rendre de grands services.

Permettez-moi, monsieur et cher collègue, de vous signaler quelques petits inconvénients qu'il est facile d'éviter dans la construction de votre appareil. Les coutures d'attache des sangles manquent de solidité, les vis sont trop légèrement filetées, celle de pression surtout, s'use trop vite. On peut, je crois facilement modifier cette pièce (1).

Veuillez croire, Monsieur et cher collègue, à ma sincère admiration pour votre belle découverte, et recevoir l'assurance de mes meilleurs sentiments d'estime et de dévouement.

Le sous-directeur de Mettray,
BLANCHARD.

Mer, le 10 avril 1870 (Loir-et-Cher).

Monsieur le docteur,

Il y a déjà quelques jours, que j'ai reçu de M. Guillot, orthopédiste à Paris, le bras agricole de votre invention, que je lui avais demandé, et depuis, j'ai pu en apprécier toute l'utilité, je l'ai éprouvé de toutes manières. Bêche, charrue, râteau, pelle, pioche, brouette, ont

---

(1) Nous recommandons à l'attention de MM. les Orthopédistes les observations que M. le sous-directeur de la colonie de Mettray nous fait l'honneur de signaler au sujet de la solidité de notre appareil.

été successivement employés par ce bras artificiel avec autant d'adresse et de précision qu'on pouvait l'espérer.

Je viens donc, monsieur, vous remercier d'une si belle et si utile découverte dont j'ai déjà pu éprouver moi-même tous les avantages pratiques et la valeur.

Veuillez agréer, M. le docteur les sentiments de vive reconnaissance avec lesquels j'ai l'honneur d'être votre bien respectueux serviteur.

J. Bergeron,

Ancien zouave pontifical, amputé de l'avant-bras gauche pendant la guerre d'Italie.

Reugny, le 21 février 1869.

M. le docteur,

Depuis que j'ai le bras artificiel que vous m'avez fait fabriquer je puis me livrer à tous les travaux des champs. J'ai labouré hier toute la journée, sans fatigue et avec autant de facilité que si j'avais encore mes deux bras.— Je bêche à la pelle et au pic dans mon jardin, je charge avec une fourche du fumier dans ma charrette, je roule une brouette remplie de terre ou de pierres, je fauche, je fanne, je bas au fléau, en un mot je fais toutes les manœuvres agricoles, grâce à votre utile et ingénieuse invention.

Je suis l'aîné de 15 enfants; à 19 ans j'ai eu l'avant-bras gauche broyé dans l'engrenage d'une machine à battre. Je ne croyais jamais pouvoir travailler mes champs; maintenant je puis gagner ma vie et celle de ma nombreuse famille, qui s'associe à moi pour vous remercier du grand service que vous m'avez rendu.

Je suis pour la vie votre reconnaissant serviteur,

L. Moisand.

Lettre de M. Poncin, ingénieur en chef de la ligne de Tours à Vierzon, à M. le Dr Gallard, médecin en chef de la compagnie d'Orléans.

Tours, le 17 avril 1869.

Monsieur,

M. Gripouilleau, médecin à Montlouis et des chantiers de la ligne de Tours à Vierzon, est l'inventeur d'un bras mécanique agricole, permettant aux manchots le très-facile accomplissement de tous les travaux de l'agriculture et de terrassement.

J'ai vu le sieur Besnard amputé du bras droit au-dessus du coude, affaibli par une nécrose de la clavicule et de plus boiteux d'une jambe, piocher, fouiller et retourner un terrain à la bêche, peller, charger et rouler la brouette, faucher, tailler la vigne et en un mot exécuter tous les travaux de terrassement et toutes les façons quelconques de l'agriculture, avec une facilité, une promptitude étonnantes et cela avec un appareil coûtant de quinze à vingt francs.

La simplicité de l'œuvre de M. Gripouilleau et la grandeur de ses conséquences morales, m'ont vivement impressionné. J'ai cru bien faire dans l'intérêt même de la Compagnie d'Orléans, d'appeler votre attention sur l'invention de M. Gripouilleau, d'autant plus qu'il ne fait pas de son idée un objet de spéculation, mais un acte de bienfaisance.

Nul mieux que vous, Monsieur, n'est à même d'apprécier l'importance que peut avoir cette invention pour les malheureux, victimes des chantiers et de nos ateliers de chemins de fer, aussi vous demanderai-je l'appui de votre autorité pour attirer sur l'œuvre humanitaire de M. Gripouilleau l'attention de la Compagnie.

Veuillez agréer,

F. PONCIN.

Tours, imp. Ladevèze.

www.ingramcontent.com/pod-product-compliance
Ingram Content Group UK Ltd.
Pitfield, Milton Keynes, MK11 3LW, UK
UKHW021210220726
13924UKWH00003B/1432

9 782019 942090